《抗癌鬥士故事系列10》

雲端處的曙光

抗癌勇者溫暖人心的生命故事

財團法人
台灣癌症基金會 編著

當未來突然變得有限
在死亡面前，還有什麼是值得追求的？
十位抗癌鬥士的生命覺察
唯有勇敢，才是生命存在的印記。

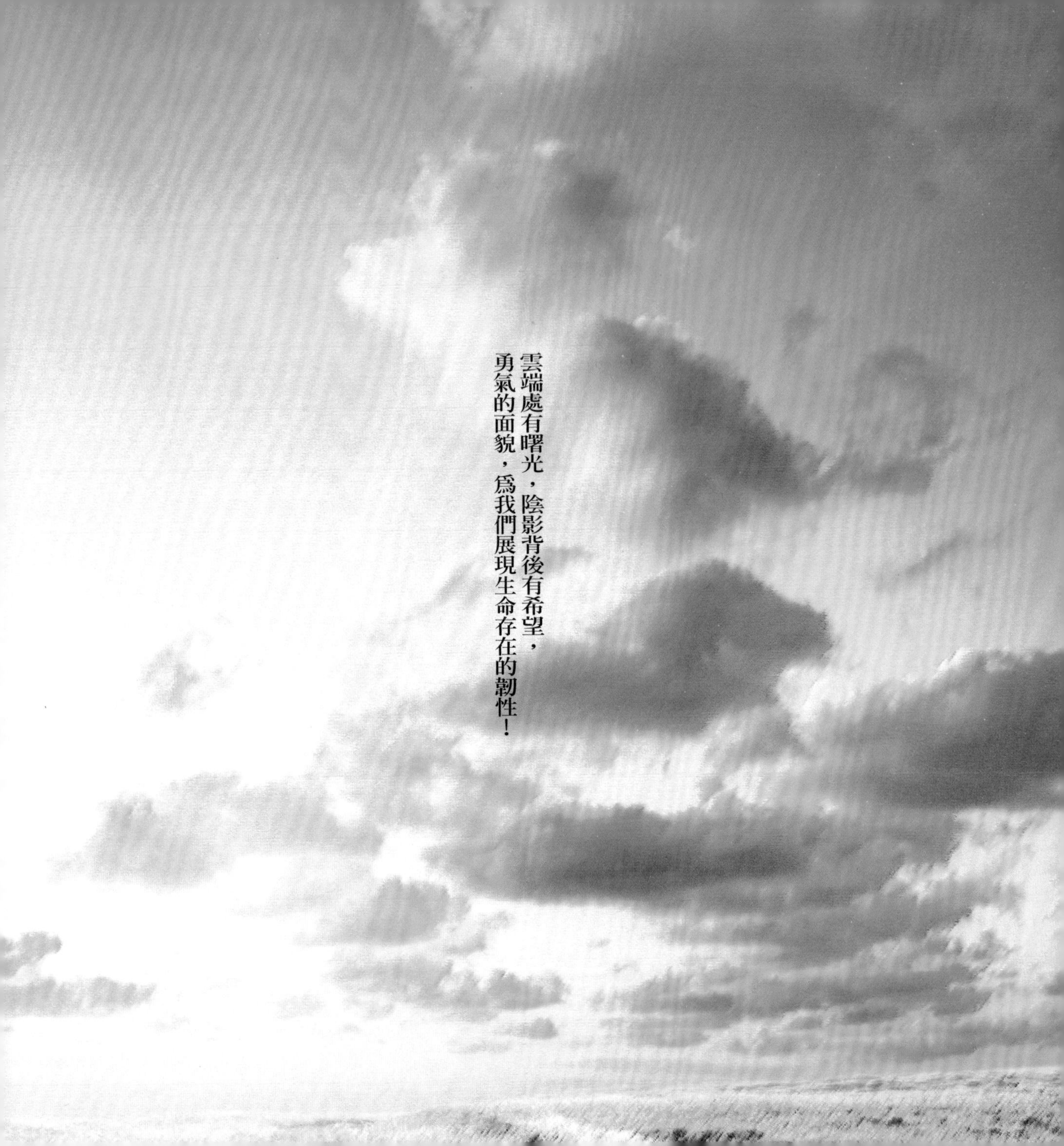

雲端處有曙光，陰影背後有希望，
勇氣的面貌，爲我們展現生命存在的韌性！

「抗癌鬥士」獎座意涵

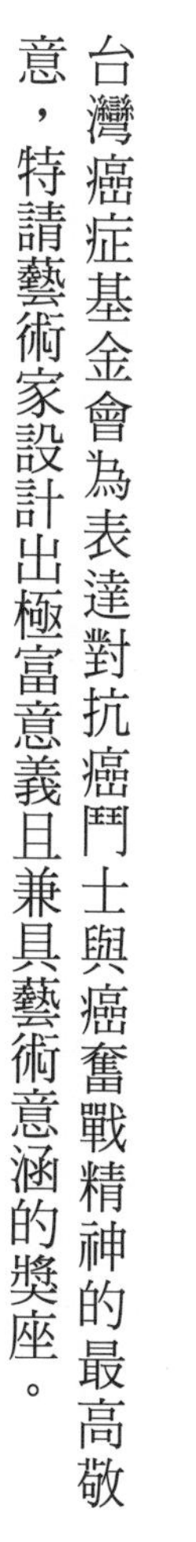

台灣癌症基金會為表達對抗癌鬥士與癌奮戰精神的最高敬意，特請藝術家設計出極富意義且兼具藝術意涵的獎座。

一、主體造型

為聳立於波濤洶湧海浪之中挺拔人像，象徵著癌友堅韌生命力，即使在驚濤駭浪中，仍不畏艱難，昂然挺立，不被擊倒。

軀幹纏繞的繩索，寓意著曾被疾病綑綁的身軀，或許曾被病魔所困，卻能與癌和平共處，進而化為點綴生命的註記。

主體造型頂部為舞動的雙臂，壯碩而有力，猶如與病魔的搏鬥操之在己，奮力掙脫出癌病的捆綁，舞出最美麗與自信的人生，再度成為自己生命的主人。

二、材質意涵

堅若磐石的材質，象徵堅毅與永恆，猶如抗癌鬥士堅忍不拔與永不放棄的精神。米白素色，象徵重新的生命，任由每位抗癌鬥士自由揮灑，做自己生命的彩繪家。

目次

專家篇　正視疼痛問題，勇敢把痛說出口

癌痛心事，誰人知？

序

撥雲見日，迎向曙光

抗癌鬥士徵選活動自民國九十六年起辦理至今，正式邁入第十年，截至今年共計選出一百四十二位抗癌鬥士，並分佈於全國北、中、南、東及外島地區，在社會各個角落，積極地發光發熱，傳遞正向的抗癌態度。同時，有些獲選鬥士亦也加入本會癌友關懷服務的行列，以一己之力協助電話關懷、寄發癌症資訊、活動攝影紀錄、參與宣導活動，以及走入醫院以自身經歷分享抗癌過程，幫助正在面對癌症侵襲的病友，可以與自己一樣跨越癌症的樊籬，再見圍籬後的美麗世界。

癌症為國人十大死因首位已長達三十四年，由於醫療的進步、藥物研發日新月異，癌症被治癒的機會越來越高，目前癌症存活者約有五十五萬人，當他們再次重獲新生之後，也即將面對重返職場（校園）、經濟維持、生活品質、家庭關係及預防復發等課題，對於癌症存活者而言，必須學習自我調整或適應身體上、心理上、情緒上、社會上的各種變化。因此，抗癌鬥士的選拔及年度專書的出版，剛好彌補現今社會資源支持的不足，提供癌症存活者最佳的精神食糧與勵志的方向。

對任何一個艱辛完成癌症治療的癌友，他們是極需身心靈的支持，因此，本會「癌友關懷教育中心」內設置專業人員服務，包含個管師、營養師、社工師、心理師，並定期辦理各項課程，期協助癌症存活者認識自我、建立信心，進而於未來再度回歸日常生活、重返職場工作。目前社會上對於癌症存活者回歸後之能力仍有諸多誤解，更期盼透過獲選的抗癌鬥士，喚起社會對癌症存活者的認識，並提升其關懷與接納度。

今年獲選的十位抗癌鬥士，面對生命中的波折，他們放棄自怨自艾的念頭，而選擇勇往直前，即使一路上崎嶇難行，仍奮力跨越前方路障，找尋活下去的信念與目標，終能撥雲見日、迎向曙光。就如同本書之名《雲端處的曙光：抗癌勇者溫暖人心的生命故事》，在此與大家分享這份最實在的生命力量與奇蹟，並鼓勵失志的朋友們除了眼見的困難，別忘了也抬頭看看曙光的美好。此外，對於癌友治療時，最常面對的「癌症疼痛」問題，特別邀請腫瘤醫護專家共同撰稿，引導癌友如何把疼痛說出口，以及常見的藥物迷思和非藥物治療的選擇，將於主題專欄中一一解析，期幫助癌友有效減緩癌症疼痛，進而提升生活品質，持續完成治療。

財團法人台灣癌症基金會　董事長
王金平

編前語

曙光乍現，燦爛飛揚

抗癌鬥士的選拔是台灣癌症基金會的年度盛事，一直以來都為社會所關注，今年已堂堂進入第十年。說實在的，每年要從這麼多位抗癌成功、撼動人心的故事中徵選出代表性的生命勇者，真的不是一件容易的事，總會有遺珠之憾，事實上，每一個抗癌成功的癌友都是楷模，每一段苦盡甘來的璀璨故事，都是他們最彌足珍貴的人生精華，他們積極面對癌症，奮力對抗病魔終獲成功，就像在陰霾的雲端露出智慧的曙光，最後以燦爛陽光揮灑大地。

這次選拔出的抗癌鬥士，每一位都有一段振奮人心的奮戰歷程，所遭受的煎熬更是令人動容，尤其是其中有多位抗癌鬥士即便在晚期發現，仍然秉持永不放棄的精神，配合醫師的治療計劃，在日新月異的癌症治療中突破存活率低的數字魔咒，抗癌成功。甚至也有幾位是罹癌多年之後，又被診斷出第二種癌症，沒有抱怨「為什麼又是她（他）？」迅速地調整心情，以過去的經驗為師，更積極的配合治療，最後均能走出幽谷重獲新生，相信這些故事對於治療中的病友，以及陷入低潮而茫然不知所措的親友，一定有極大的激勵作用，鼓勵他們懷抱希望，積極抗癌。

今年初，本會集結了第一屆至第九屆的抗癌鬥士，舉辦了「抗癌鬥士講師培訓營」，讓每一位參與培訓的抗癌鬥士，除了習得分享自己生命故事的演講技巧外，更能以過來人的身分，呼籲民眾養成健康的生活形態，在日常生活中落實「全民練5功　防癌就輕鬆」——

具體力行「蔬果彩虹579、規律運動、體腫控制、戒菸及拒吸二手菸、定期篩檢」等5個功法，以降低罹癌的風險，這一群完成培訓的抗癌鬥士們已經開始走入校園、社區、醫院以及各機關團體，將成為癌症預防宣導的生力軍。

今年抗癌鬥士專書也特別針對癌友最困擾的「癌症疼痛」問題，邀請腫瘤醫護專家共同撰稿，讓癌友正確認識「癌症疼痛」，引導病友如何具體地說出疼痛，破除常見對癌症疼痛用藥的迷思，並詳述藥物及非藥物治療的選擇，希望能幫助癌友有效減緩不同階段的癌症疼痛，以持續完成療程，進而提升生活品質。今年抗癌鬥士的故事集以《雲端處的曙光：抗癌勇者溫暖人心的生命故事》為名，就是希望所有癌友無論是在治療中或治療後，都能在陰霾的抗癌旅程中看到曙光，並且從這些故事中找到突破生命困境的正能量。

財團法人台灣癌症基金會 執行長
台北市立萬芳醫院 研究副院長
賴基銘

〔鬥士篇〕

10位抗癌鬥士的生命故事

當未來突然變得有限，在死亡面前，還有什麼是值得追求的？

十位抗癌鬥士的生命經歷，為我們展現勇氣的十種模樣，雲端的背後永遠有曙光，陰影的背後總有希望，唯有勇敢，才是生命存在的印記！

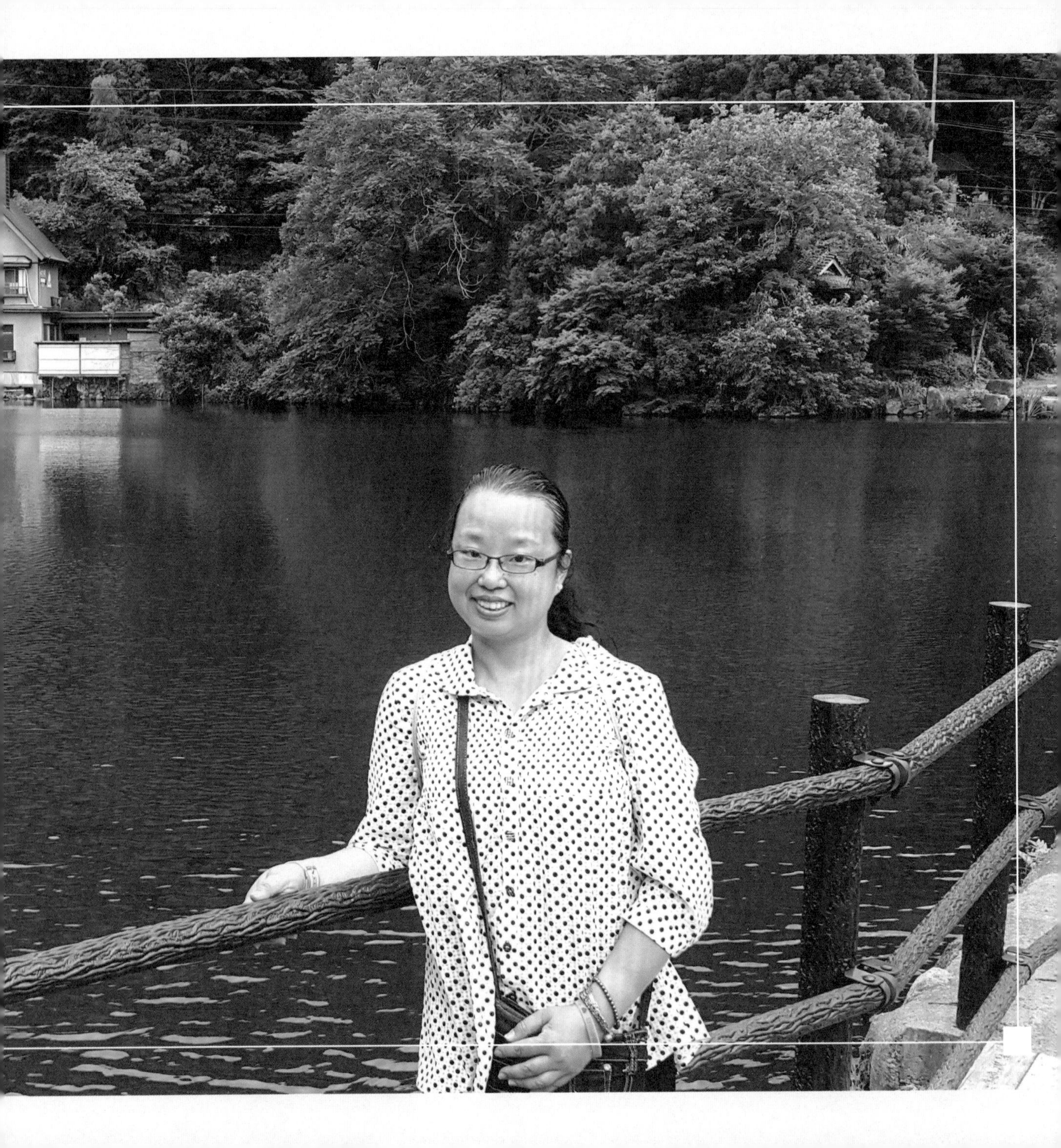

01

做自己和學生的生命天使——曾淑卿

樂觀面對，永不放棄

惡性骨肉瘤／乳癌
診斷時間：98年12月

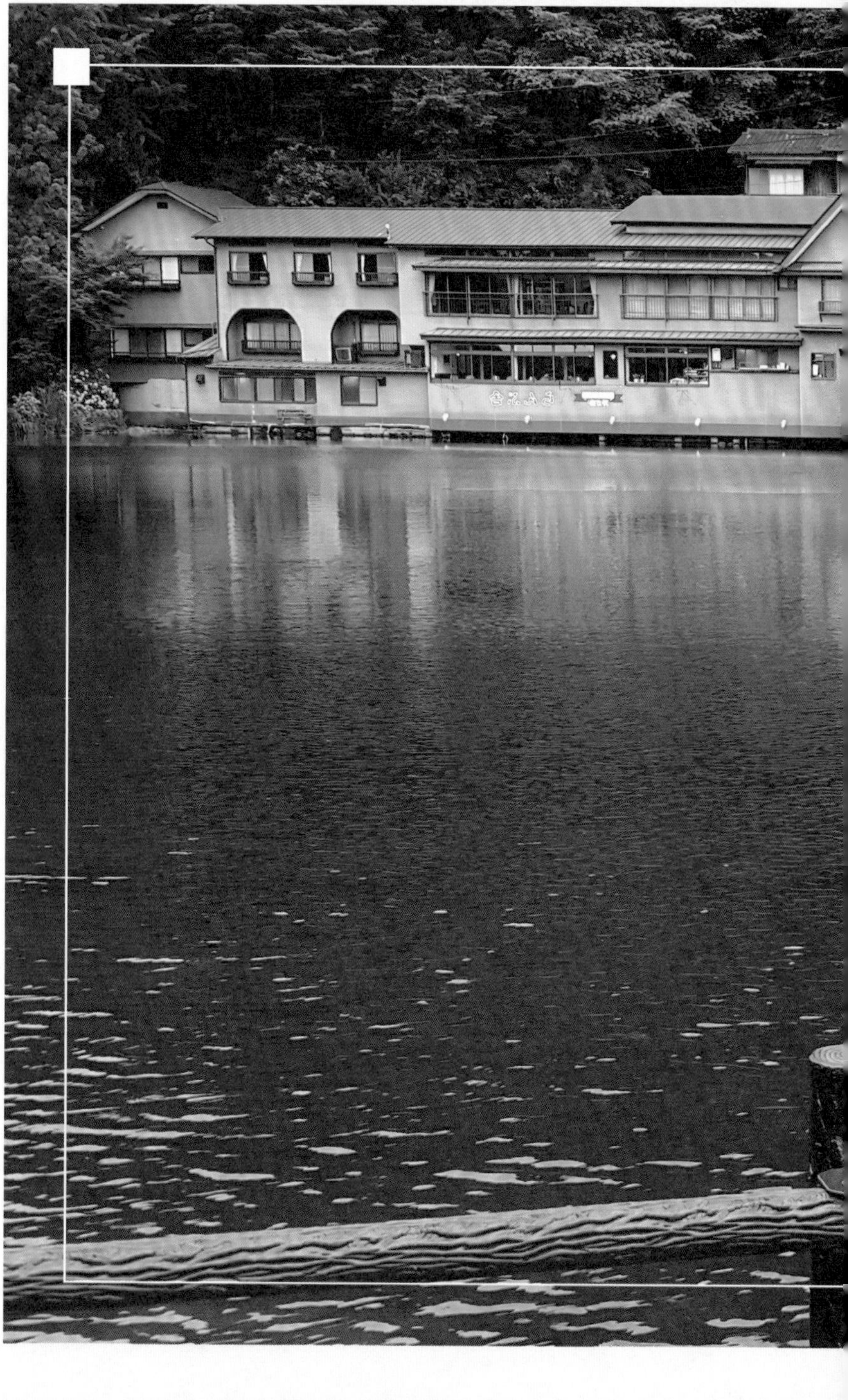

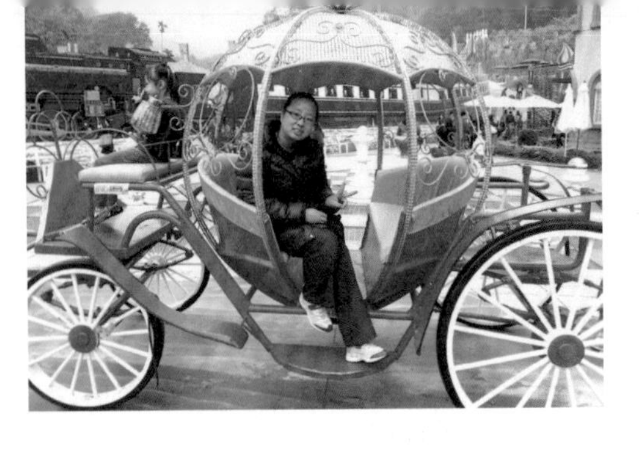

1、2、4、出遊。
3、迷霧森林，很難走又危險的一段路，我爬上去看見美麗的風景。

十三歲骨癌截肢，開始武裝自己

「妳想過以後該怎麼辦呢？」截肢後，復健師在床前試探問著。

「就這樣過啊！」當時才十三歲的我，根本沒想太多。

國小身為躲避球校隊的我，走路竟感覺到痛，父母認為是運動傷害，直到小腿腳踝慢慢腫大，才驚覺不對勁，再加上當時醫療照護體系還不是那麼完善，尚未建立健保制度，因為這場病，使家中揹負許多借貸。

發現惡性骨肉瘤（俗稱骨癌）的時候，媽媽和姊姊輪流在醫院照顧，年紀還小的我，還沒意會癌症是什麼，開刀截肢後，持續一年多的住院與治療讓人情緒不佳，但也沒有想太多。

但是出院回學校後，一切都不太一樣了。我開始害怕同學的異樣眼光，笑我拿柺杖，穿義肢走路，所以寧願早早到校、很晚離校，而且拒絕上體育課，更別提游泳課。

小我五歲的弟弟，每天和我一起從家裡出發，陪我走到校門口才把書包給我，由於國中教室在四樓，我要撐拐杖慢慢爬上去，曾有一天有位同班同學比較早到，他竟幫我背書包，陪著我一階一階的爬上樓，讓我心裡很是感動。

護士說：「脫掉義肢，不然心電圖也沒辦法做！」我回應著：「可以不要嗎？」因為害怕被訕笑，所以一直堅持不在外面脫義肢。

升上高中，需做健康檢查，我告知來校檢查的護士我的情況，但她卻堅持。當我把義肢放旁邊，隔壁班的女生無意間看到，卻嚇哭了，引來一陣指指點點，我也哭了。這個事件使內心深感受挫，無形中越加封閉自己。

加入炬服社團，成爲超積極魔女

「妳不用擔心啦，我還在後面走，他們不會丟下校長的！」走在後面的校長對我說。

後來，藉由推甄考上高中，一開始有推甄生的出遊，我一直認為可能無法成行，但是校長說：「誰說不能去，妳是可以去的！」我當下好開心。

當日抵達陽明山步道，望去盡是台階，無法走快的我，害怕會超過集合時間，心裡又擔心又急，此時，校長走在後面對我說：「不要擔心啦，校長在妳後面。」心裡明白故意慢慢走的校長，是為了讓我有充足時間回到集合地點，是一段很溫暖的記憶。

「媽媽那個是什麼？」「因為姊姊我從小腳就受傷，所以需要靠假的腳來走路……」一次小朋友發現藏在更衣室後的義肢，換好衣服的我馬上和他解釋。

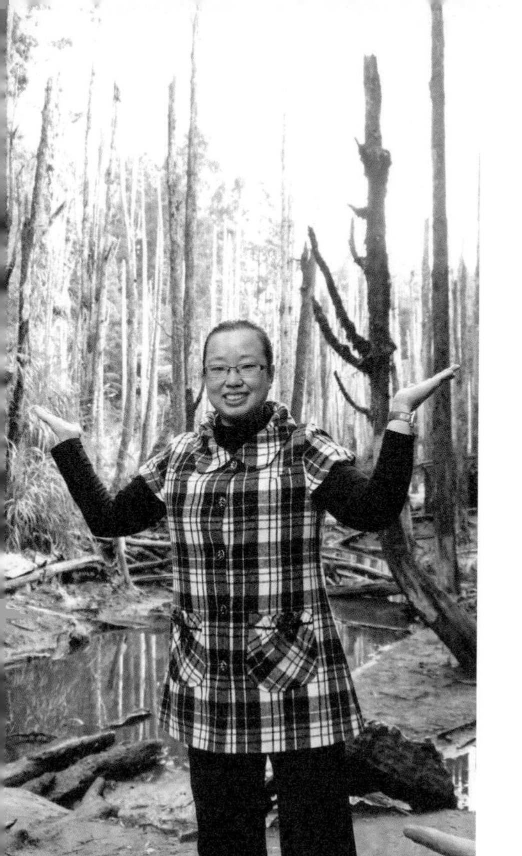

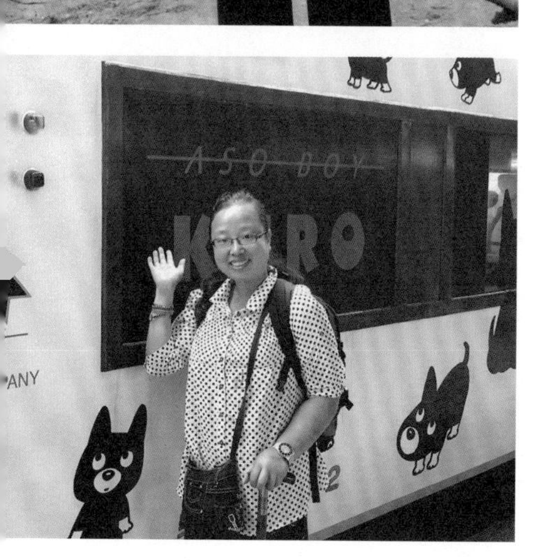

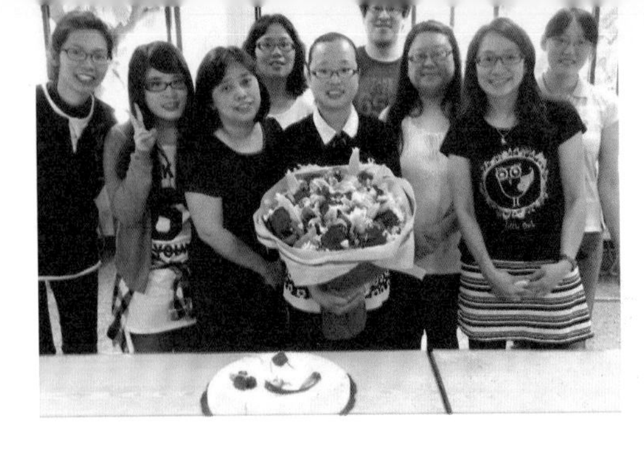

3 2 | 1
4

1、杏壇芬芳得獎，學校同事一起慶祝。
2、獲前總統馬英九頒發菁師獎。
3、陪學生會考。
4、與學生互動——班上聖歌比賽。

直到大學體育課，老師要我修復健班體育的游泳課，為了學分得硬著頭皮，在大家面前脫下義肢，也因為這樣，開始比較不怕別人眼光，卸下恐懼的陰影。

「他們都可以，我怎麼可能不行。」

後來，加入服務性質的「炬服社團」，陪伴孤兒院的小朋友和殘障青少年，暑假期間會舉辦「北區殘障青少年營隊活動」，寒假則針對育幼院小孩辦理冬令營。

那些朋友的殘障程度遠大於我，我推著坐輪椅的他們參加營隊，臉上卻看不到一絲悲觀，聊天之中呈現出正面積極的能量，我跟自己說：「其實我可以做的事情還很多，他們都可以走出來，我還有甚麼好悶的？」

也因為社團中學長姐的帶領，我慢慢敞開心胸，磨掉了暴躁的情緒，也培養出積極的做事態度，所以社團同學曾幫我取了個綽號：「超積極魔女」。

無暇畏懼二次癌，邊化療邊上課

「碰到了就去面對！」

順利出社會後，我成了一名國中老師，卻在教書的第五年，發現罹患乳癌。

等待報告前，腦袋中冒出許多不好的想法，透過爸爸一句話：「碰到了，就去面對啊！」心境整個大轉變，讓我知道逃避無法解決問題：「醫師說什麼、做什麼治療，配合就對了。」於是看開面對，也就不把生病這件事放在心上。

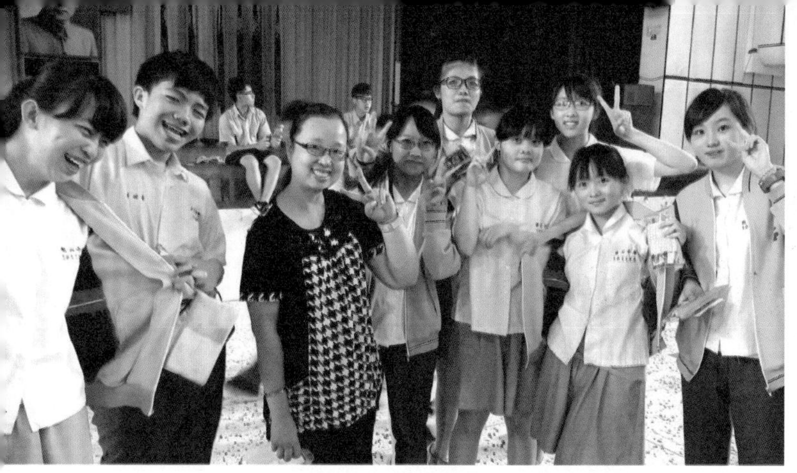

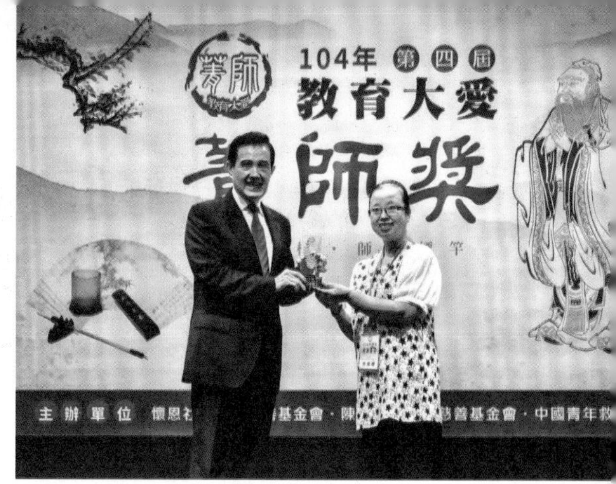
104年 第四屆
教育大愛
菁師獎
主辦單位

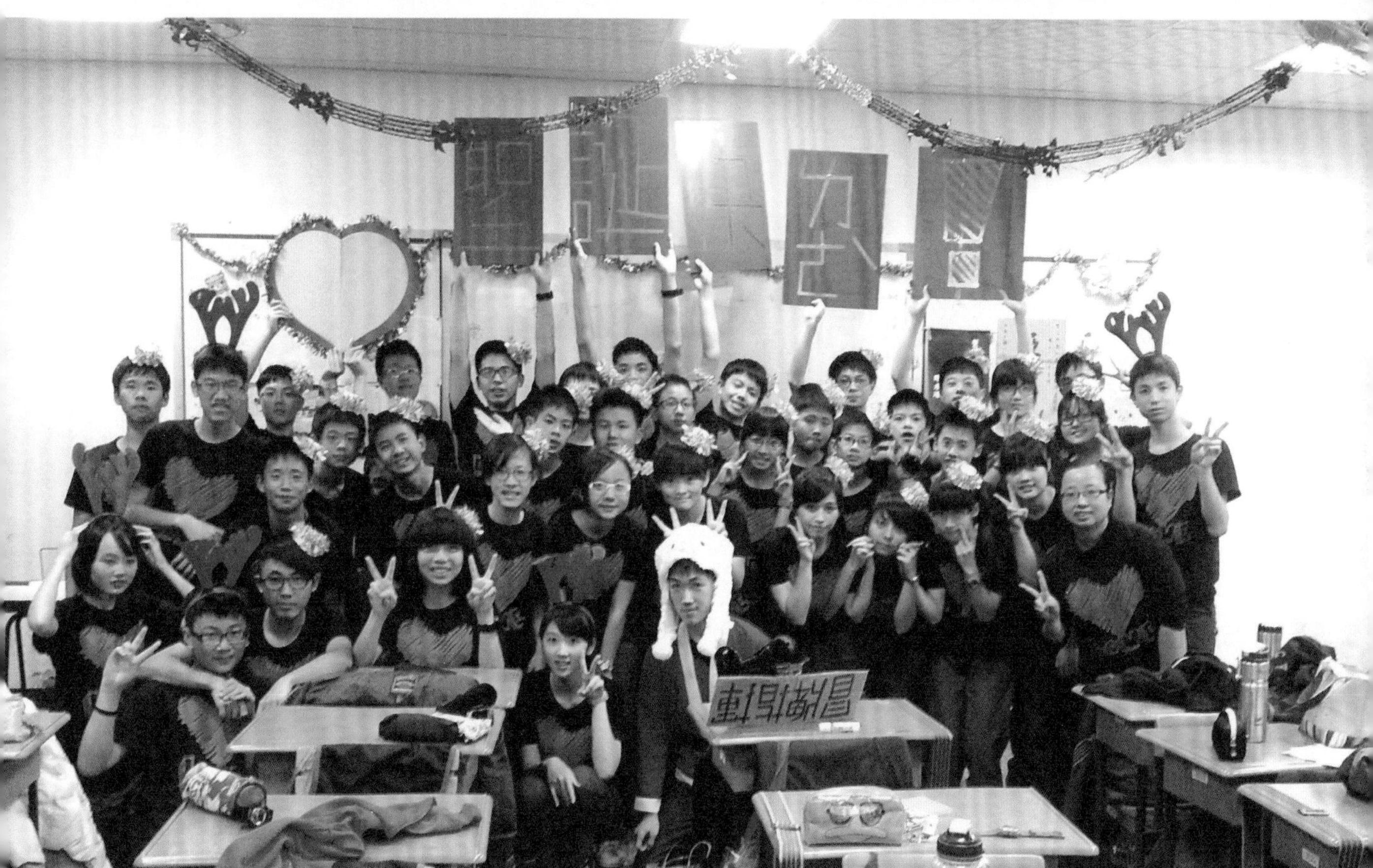

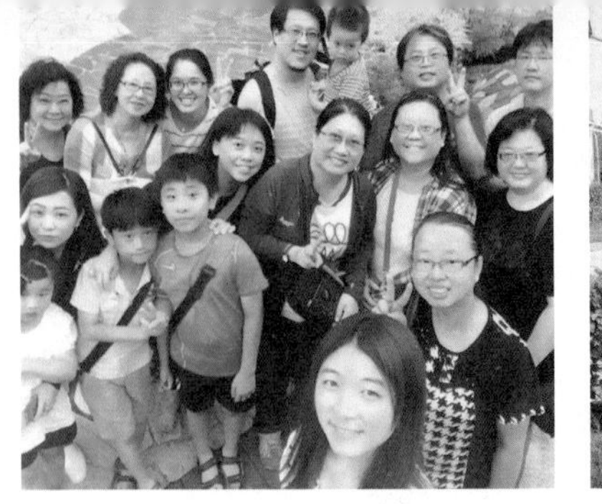

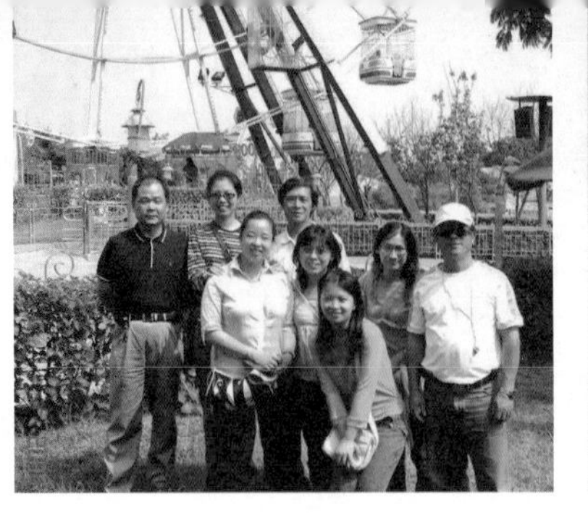

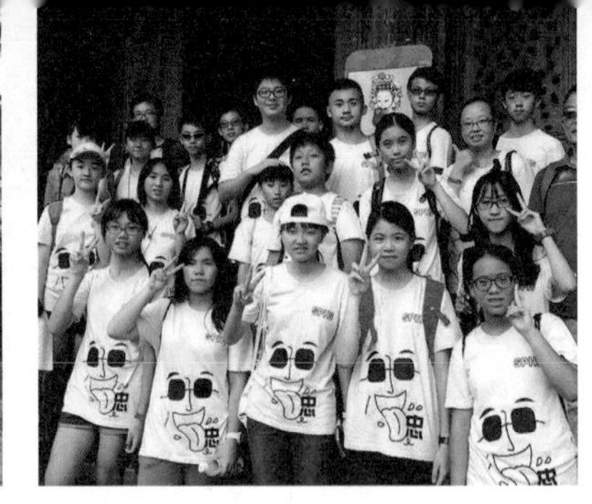

慢慢地，開始對身體狀況較為敏銳，在治療的第三年我又復發了，好在上天眷顧我，癌細胞並沒有擴散出去，但是這次的治療卻是人生的最大夢魘，這次醫師要求我每天都要進行十分鐘的電療，我在新竹教書不可能每天跑林口長庚，所以我選擇當地醫院進行治療，但是常常無法在約定時間內完成。那次的回憶讓我對電療印象不好，之後追蹤了四年，當以為自己快要解除每個月去醫院報到的無奈，沒想到又摸到另一邊的乳房有硬塊，立即請醫師排定檢查而確診。

「你已經發現那麼多次腫瘤，有沒有考慮乾脆全切除，這樣可以一勞永逸？」最近一次，在右邊乳房摸到一個小硬塊，不大，但感到疼痛，希望醫師排個超音波檢查，結果報告出來像是原位癌，醫師為防後患，鼓勵動刀做全切除手術。

後來下定決心動手術，結果沒想到竟在這次的手術中發現，原位癌後面藏著一顆很小顆的侵襲癌，因為動了手術，讓那顆原本具有危險的侵襲癌腫瘤，一併順利清除，算是不幸中的大幸。

「來得及趕車回新竹嗎？」我要趕得回去，才可以在隔天上課。在林口長庚做完化療時，想的不是副作用會讓接下來幾天多不舒服，而是「來得及返回新竹嗎？」

我可以邊做化療邊上課，該到醫院做化療的時間就去，隔天就返回學校，並沒有因為罹患癌症或治療，影響到工作。

當然化療的副作用，會讓身體感到不適，但是一路走來，靠著一股責任感和意志力，還不至於沒辦法上講台，反而無形中讓我安然度過一次又一次的考驗。

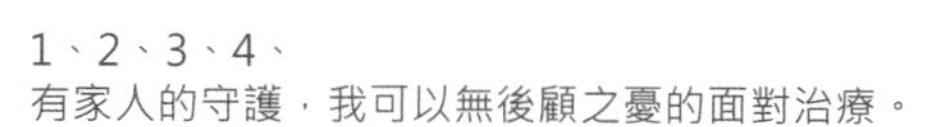

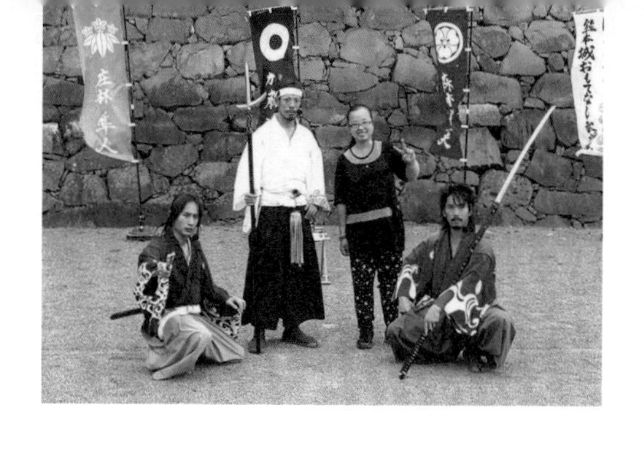

1、2、3、4、
有家人的守護，我可以無後顧之憂的面對治療。

生命機會教育，學生心中的天使

就是她！曾淑卿老師，影響了我的一生！沒有她，我找不回我的笑容。謝謝您，淑卿老師。我敞開我的心，用最陽光的笑容面對我的記憶。——闕嘉瑩〈生命中的天使〉

我的國中導師對我花了很多心思，他曾利用我不在場的時間，給班上同學做心理建設：「淑卿同學，脫掉義肢會怎樣？她上體育課有多不方便？出去露營時，要特別注意什麼？睡覺時要注意什麼？」這些事情，都是到後來自己也當了老師，回去看導師時，他才慢慢透露出來。

這份用心良苦，使我對學生多了包容和理解。

「你們對義肢的想法是什麼？有摸過嗎？」

因此，課堂中的空餘時間，我會主動和學生分享生病歷程及遇過的事。

大部分的人都聽過義肢，但是很少人親眼看過內部的結構，我讓學生摸摸看義肢，感受一下它的觸覺，讓他們了解到，雖然穿著義肢，但需要耗費的力氣相對更多。

「對於好手好腳的你們，和老師比起來，可以做的事情更多，應該好好思考一下，自己還能做多少的事情？」他們專注聽著，無形中學會了同理心，我也藉此傳遞一份生命教育。

回憶起進學校後，第一次當導師，一位學校的頑皮蛋，會把衛生紙藏在同學的抽屜、口香糖黏在椅子上，還把人家的早餐藏起來、上課躲在櫃子後面吃東西，總是一堆莫名其妙的行為出現。經過一年午休時間的紙筆對話，用愛與耐心，改變了他的脫序行為，引導學

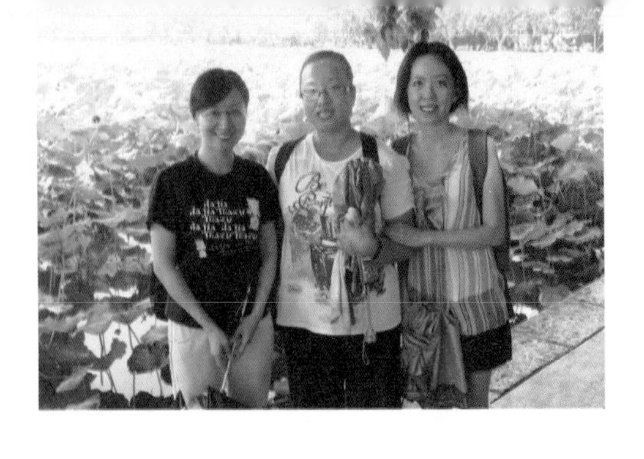

3 2 | 1
4

1、治療前與大學同學共遊杭州。
2、去日本長崎看夜景。
3、與大學同學共遊上海，合影留念。
4、帶媽媽到大陸遊玩。

生走上正向的路途，是我最開心的事情。

「你們怎麼都戴口罩啊？」我驚訝的問。

「最近流行性感冒，老師的抵抗力不好，我們有些人在咳嗽，怕傳染病毒給您，所以全班就決定一起把口罩戴起來，降低老師感染的機會！」

一次，流行性的感冒在學校蔓延開來，當我踏進某個班級的教室時，發現他們每個人臉上都戴上口罩，這份學生的溫暖與貼心，是我燃燒火炬的教學後盾，帶給我無比強大的力量。

凡事豫則立，不豫則廢

「勇敢面對病痛，配合醫師步調，保持樂觀心情，就可以活得更美好！」癌症其實並不可怕，可怕的是，自己的心情無法調適，或是一直沉溺在覺得悲慘的情緒之中。

罹患癌症第六次的我，沒有一次讓自己停止教學工作，發病這七年來，也沒有離開我是老師的這個身分，即便化療頭髮掉光，依然戴著頭巾照樣上課。

我對自己說：「把專注力放在學生上，自然就感覺不到身體的病痛！」我做得到，相信生病的朋友也可以做得到。

當然學校的支持也是一大關鍵，包含磐石國中部的校長、行政單位，以及另外兩位理化老師——陳玉青、賴興煜的幫忙與支援。

誠心期盼身體不要再受到癌症的再一次侵襲，不管是五年或十年後，只希望好好當一名盡責的老師，繼續做自己和學生的生命天使，傳承愛與希望的火炬。

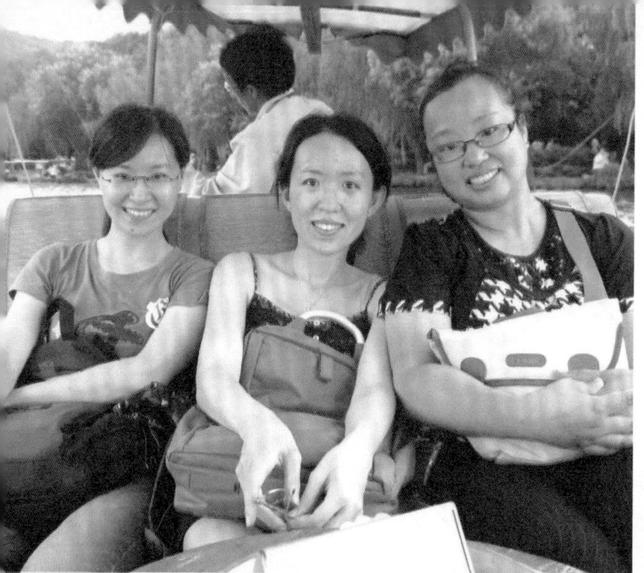

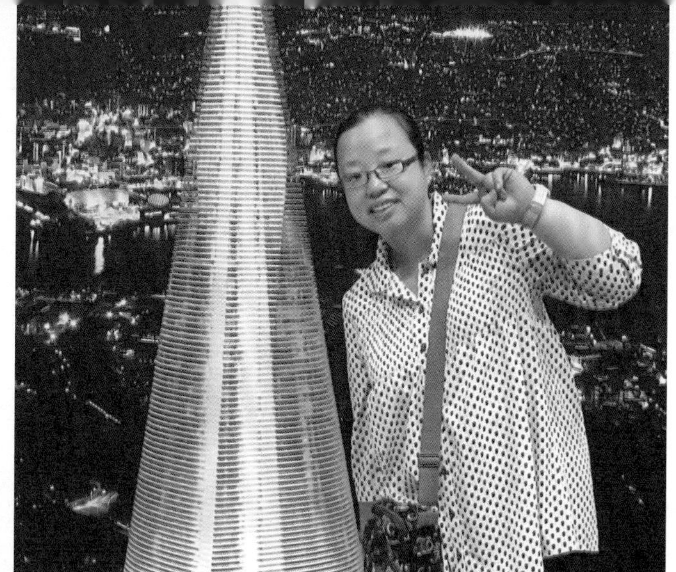

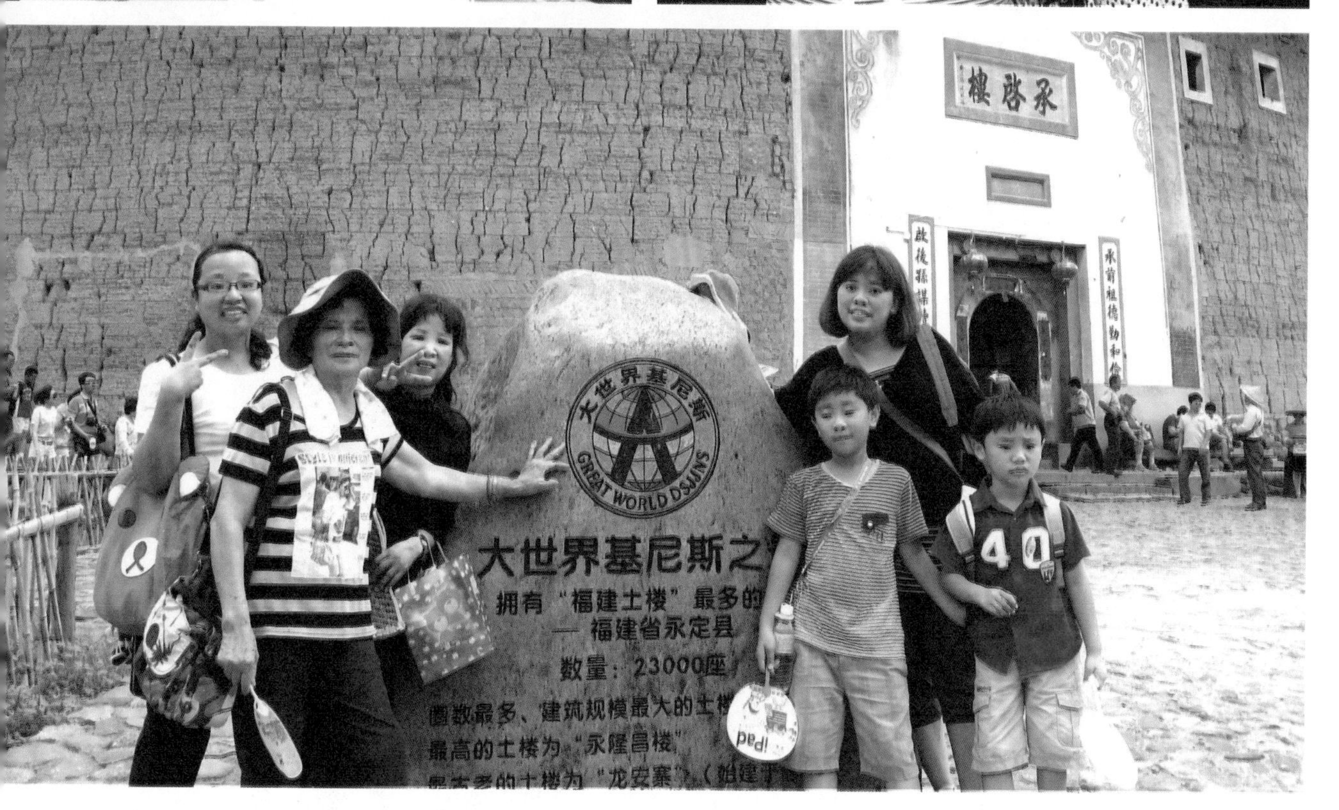

承啓樓
承前祖德勤和儉
大世界基尼斯
GREAT WORLD DSJJNS
大世界基尼斯之
拥有“福建土楼”最多的
— 福建省永定县
数量：23000座
最高的土楼为“永隆昌楼”

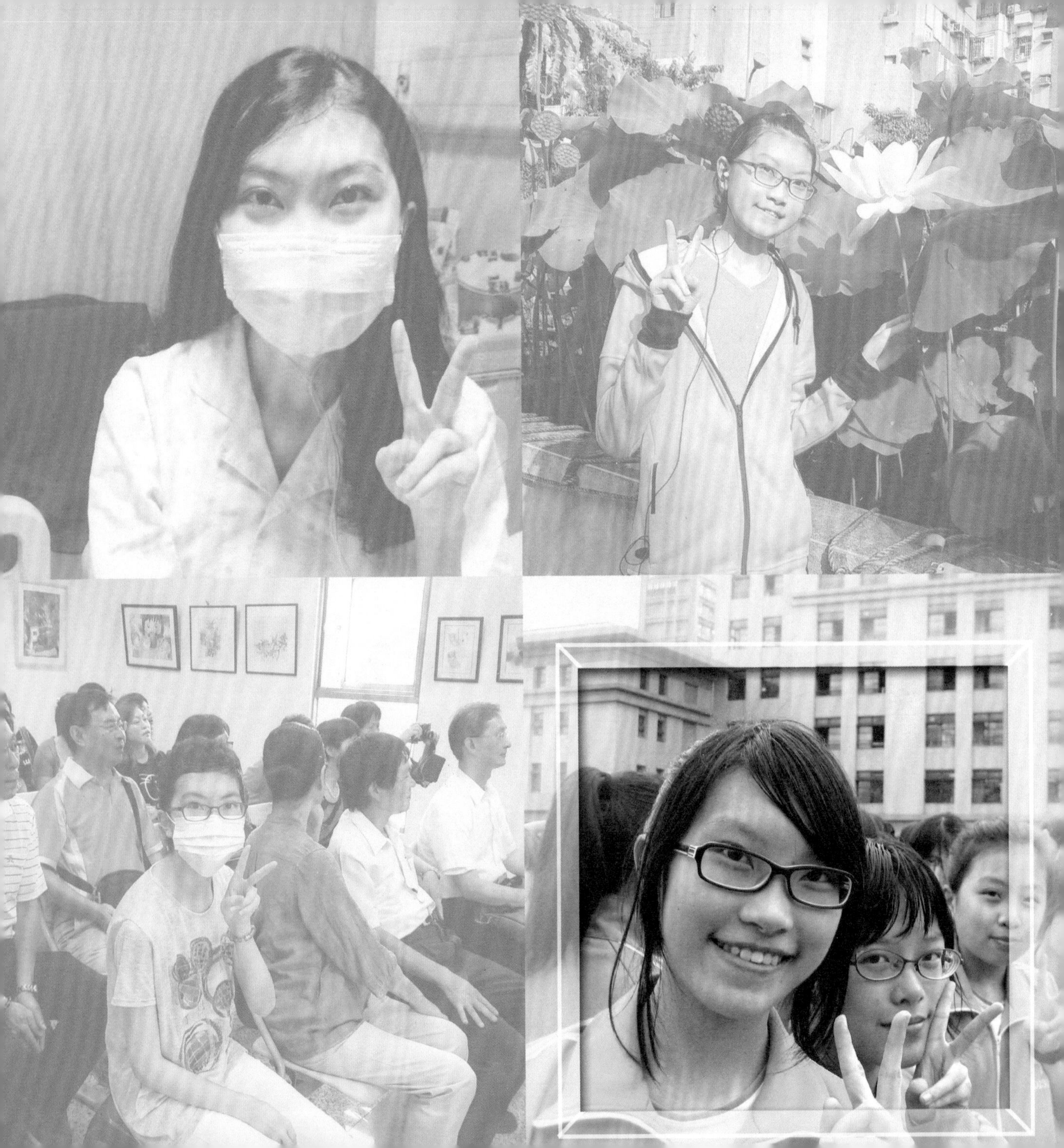

02

傳遞希望，畫出愛的正循環——李宜錡

勇敢不是不怕，而是害怕卻依然面對，有願就有力

急性骨髓性白血病
診斷時間：102年5月

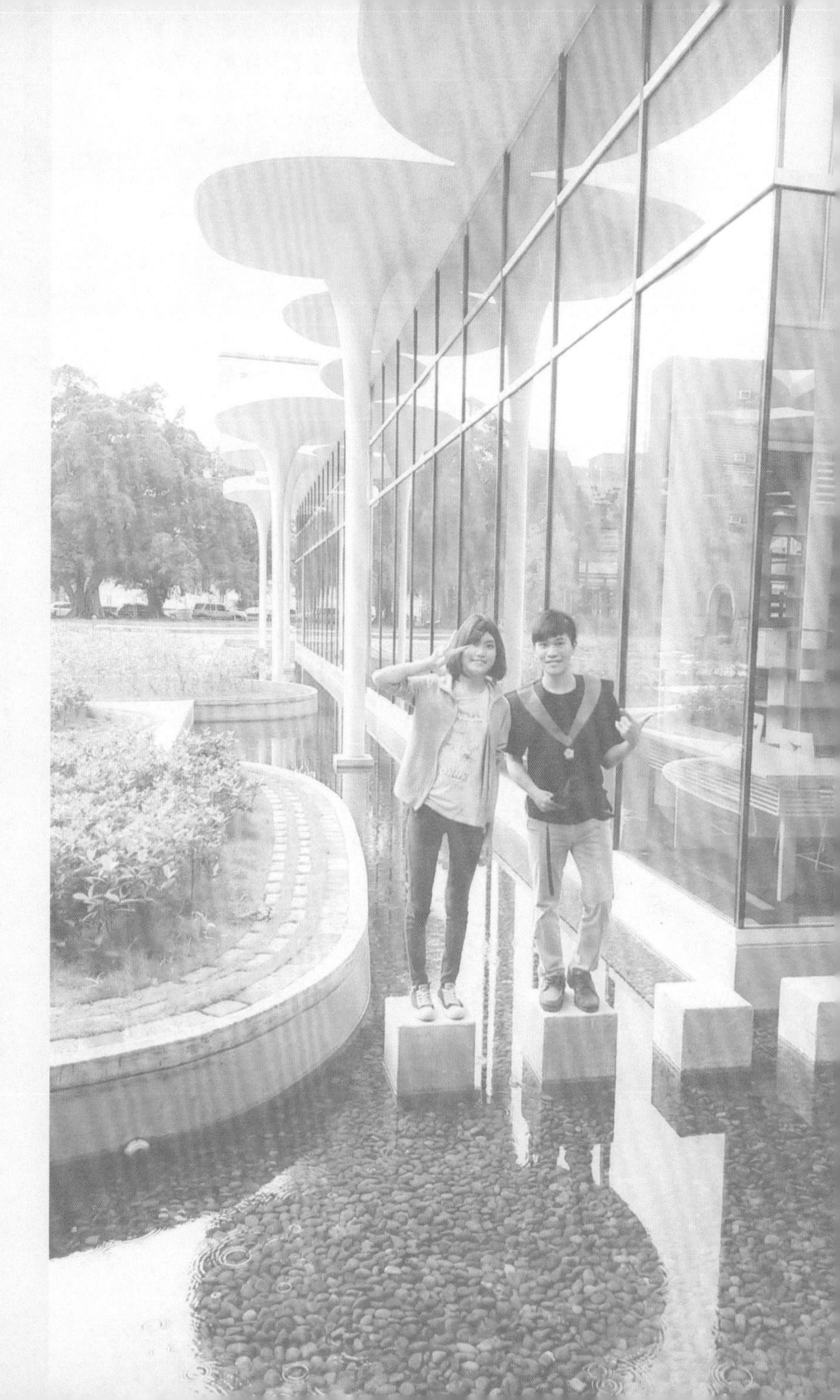

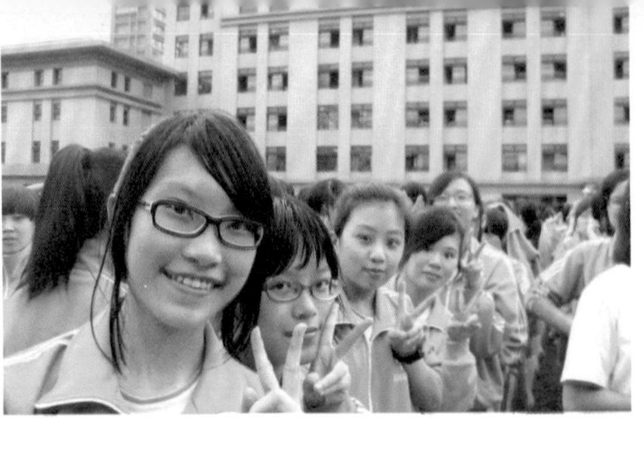

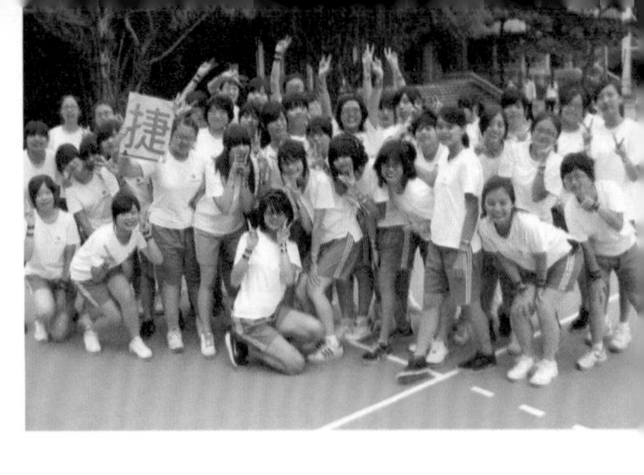

手臂上的鮮紅色斑點

「媽，我的手臂上怎麼這麼多鮮紅斑點！」

「會癢嗎？」

「好像有一點……」

「那我們去看看皮膚科好了。」

明媚春季，美好的高中生活正拉開序幕，即將升上高二的我，選擇了第三類組，以考上醫學系為目標。只是倏地，晴天霹靂！一張「急性骨髓性白血病」報告書從天而降，彷佛張牙舞爪的巨獸，蠶食鯨吞夢想建造的花園，嚙破信心構築的鐵網。

皮膚科醫師開了止癢藥，也建議媽媽帶我去大醫院檢查，於是掛了家醫科，輾轉到血液腫瘤科，抽血報告出來後，就被救護車送往兒童醫療大樓，直接辦理住院。

這段時間的心情轉折，就如同——看到一個神祕的山洞，因好奇心驅使想進去探險（手臂發現出血點）；一步一步踏入後，覺得越來越漆黑，伸手不見五指（從看皮膚科、家醫科到急診室抽血，疑似白血病）；走到一半，突然踩空掉進深淵（因為一確診就住院）……

手臂上的鮮紅色斑點，宣告一連串的治療正式啟動。

三次移植，媽媽的救命骨髓

一日日脫落的頭髮、嘔吐、腹瀉、發高燒，加上全身紅腫癢得不得了的疹子，彷佛無邊無際的考驗著我。

3　21

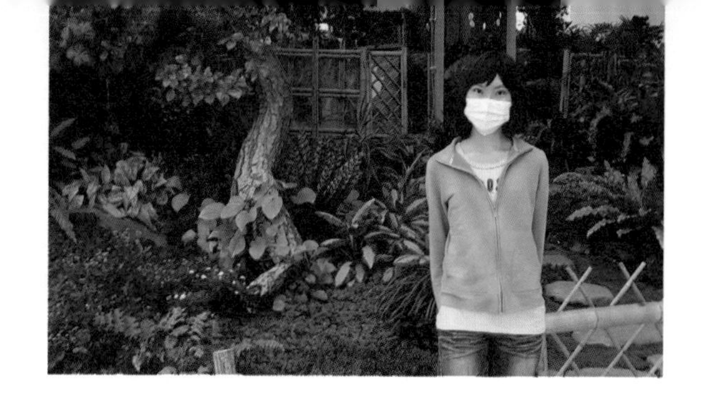

1、罹癌前高一班際有氧比賽
2、開心參加校慶活動。
3、治療中戴著假髮出去玩。

第一次化療並沒有得到緩解，我的癌細胞跟我一樣倔強！醫師告知必須做骨髓移殖，無奈配對過程並不順利，從哥哥、慈濟、中華骨髓庫到父母，都沒有適合的骨髓。

每每接到消息，我的心情也如同撞上冰山的鐵達尼號，一點一點地往深不見底的海洋沉去……

最後，醫師考量到現今醫學進步，便決定放手一搏，用了配對不完全的媽媽的骨髓。

第一次移植後，五十七天就復發了，於是做第二次移植，有一些腸胃排斥，之後產生嘔吐、便秘、拉肚子的症狀，中途伴有發燒，但抽出的骨髓細胞，卻狠狠地賞了我一巴掌，表示移植無效。

我的癌細胞比我還要頑強！這下醫師團隊也傷腦筋了。

「要是再移植沒成功，而又併發其他感染，也許要考慮放棄急救。」每復發一次，治癒率也跟著下降，因此，醫師語重心長地告訴我們。

「我們願意再次嘗試！」醫師陳述了其中的感染等風險，有可能危及性命，假若仍有癌細胞的話，就要考慮放棄急救……，經過家庭會議的討論，決定要做第三次移植。

第三次移植結束後約一個多禮拜，我突然出現「譫妄」症狀，產生嗅幻覺（醫師進來覺得有股怪味）、味幻覺（一吃到葷食就有股很嗆的味道），以及特別愛唱歌、連續好幾天半夜不睡覺，並莫名執著於一些事物，例如：一直問各種詞彙的台語，持續講著「莫忘初衷」、「堅持吃素」……之類的話，連醫師幫我照電腦斷層的時候，都無法克制自己的一直講話、亂動。

3 2 1
4

1、榮獲第 8 屆熱愛藝術獎。
2、榮獲第 9 屆熱愛藝術獎。
3、教育關懷獎頒獎典禮。
4、我的畫作個展開幕茶會。

在生病住院的期間
你們的支持
你們的陪伴
就像小皮一樣
天天在我身旁
化為我前進的動力
很累卻很歡喜
—2014.5.16

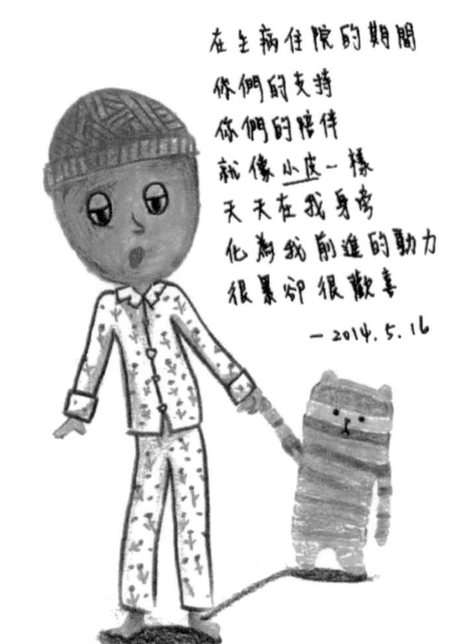

還好症狀持續約莫一個星期後，我就慢慢清醒過來，事後回想起來，有些心有餘悸，也覺得有些好笑。然而，緊接而來的，就是急性肝臟排斥，肝指數和黃疸都飆高，在醫師團隊與家人的照護之下，所幸後來控制下來。

「癌！唉…哀？愛！」畫出愛的正循環

「我怎麼能就此被打敗！」向來不服輸的我，帶著些許的忐忑與不想輸給癌細胞的傲氣，內心一直告訴自己。這次，我成功了！

治療過程中，心情如同洗三溫暖，熱愛畫畫的我，將種種的不愉快拼湊成一幅幅色彩鮮麗的插畫；因緣際會之下，在淡水某間診所辦了小型個展，一方面作為美化，另一方面希望讓病人們欣賞並放鬆心情。

其後，與主治醫師李啟誠醫師無意間的談話構想中，有了構想出版《癌！唉…哀？愛！》繪本的行動，採以「送繪本，隨意捐」的方式，請收到繪本的人利用書內附上的劃撥單，自行隨意捐款給「希望小站癌症基金會」。這一段特殊緣分，來自發病前，我曾經將留了三

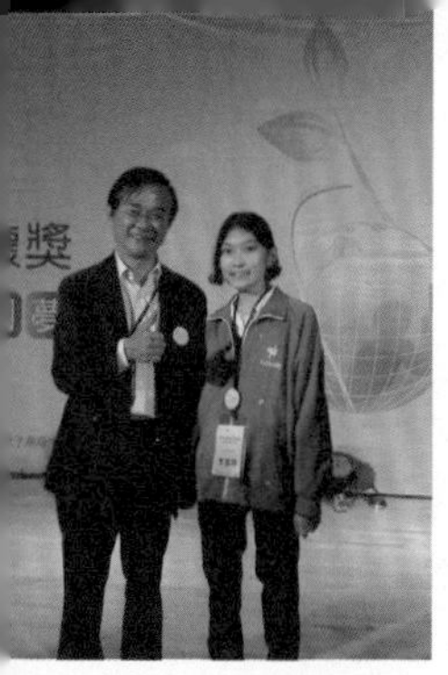

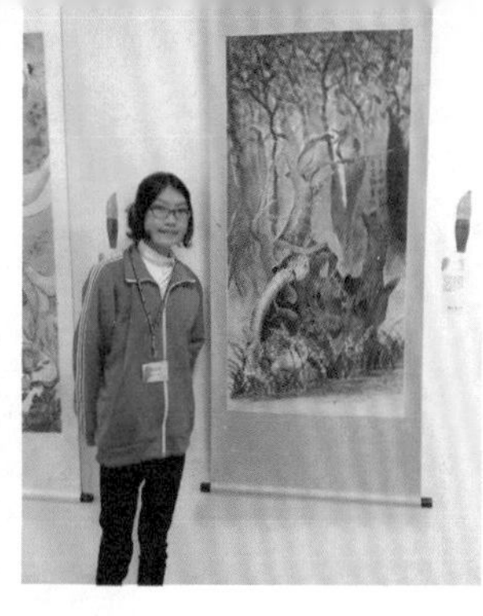

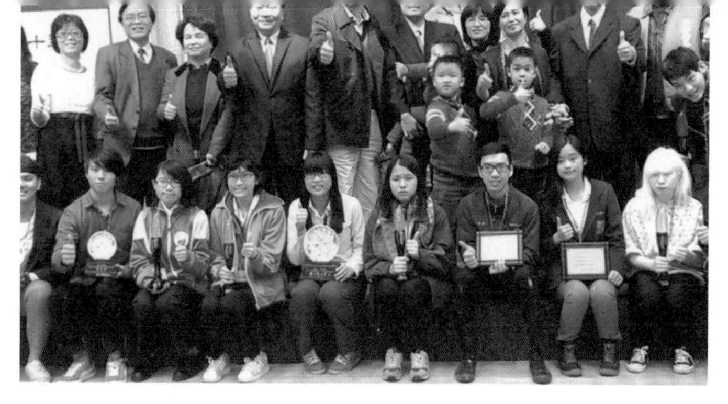

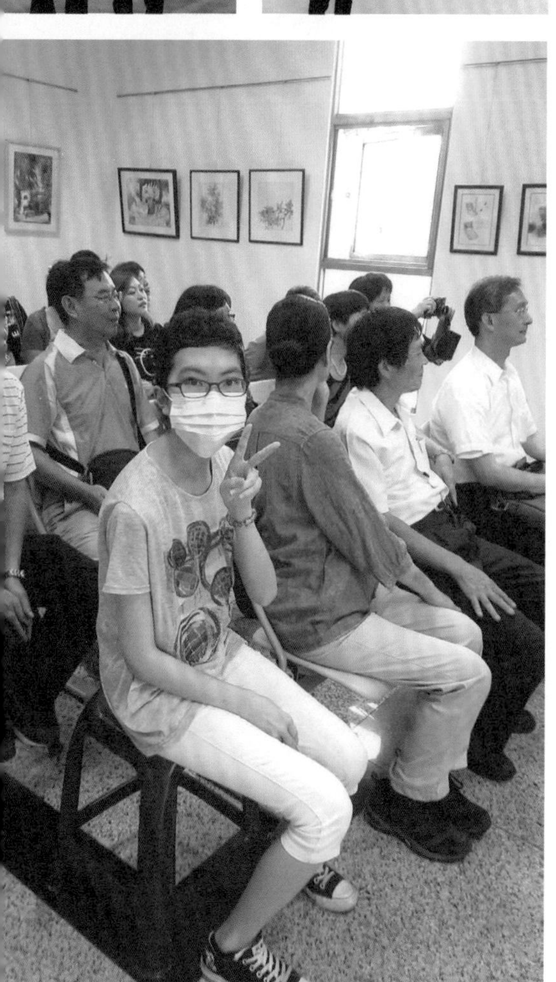

年的長髮捐給該基金會，當時並未想太多，只是單純想幫助為化療所苦的人；沒想到後來發病，透過護理師的介紹，我竟也到此處租借假髮，可說是一份愛的循環。

一開始得知罹癌感到很震驚，有點無奈想嘆氣，但又反問自己「我應該要哀傷嗎？」，最後因為一路上有許多人的支持與陪伴，令我感受到來自四面八方滿滿的愛！這正是繪本所要傳達的中心理念。

「重新開機」，打開心靈之窗

移植結束又休養一陣子，終於在兩年前復學，回到學校完成學業。

還記得當時休學時，主任、老師、學姊和同學們，甚至於校長得知消息時，都抽空來醫院探望，班上同學和社團幹部們也都做了加油板，全班還折了許願星星，持續為我加油打氣，讓我知道原來有那麼多人在關心我。重回學校，老師和同學知道我的狀況，都會主動詢問或適時給予幫助，像是幫忙推輪椅、抬輪椅、拿東西等，讓我心裡備感溫暖。

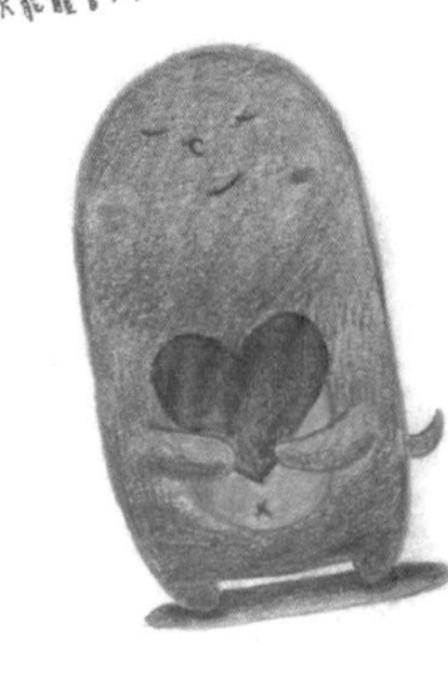

輔導室替我安排小型講座，和同學們談及自己的罹癌心路和繪本紀錄，這段交流和經驗，不僅讓我重新審視生病的意義，以及對於愛的分享。

「若見男子、女人有病苦者，應當一心，為彼病人，常清淨澡漱，或食、或藥、或無蟲水、咒一百八遍……」回想那段治療的日子，媽媽肩負我的生活起居大小事，辛勞的她每天陪我住院，睡在不怎麼好睡的陪病床，早上都會一大早起來準備《藥師咒》水（對著一杯水念一百〇八遍），那杯清清如水，盛滿了母親的祝福與關愛；而較為木訥不善表達的父親，雖然忙著上班，但只要有空就一定到醫院陪伴我。

大學活動較多的哥哥，每次外出總會記得帶一些紀念品，送給不能出去玩的我，使我感受那份自在暢遊的快樂。

生病前，我事事都要求完美，覺得成績單上的數字，和各項比賽最終的結果就是一切，生病後，才了解自己要的是什麼。因此體會到：「沒有健康的身體，宛如一台損壞的電腦，有再多的功能都沒有用。」罹癌後，因而脫胎換骨，更知道把握當下，不再等到失去後才懂珍惜，更學會在健康與課業間取得平衡。

「心理影響生理。」病痛，使我學會轉境、轉念，重新開機，打開心靈之窗，無形之中勾起了我對心理學的好奇心，與此同時，我才真正找到未來的方向，以心理系為目標。

大學新鮮人，勇敢通往夢想門扉

這兩年來，每兩週的抽血與門診追蹤、每月抽骨髓檢查、復健與藥物……即使常常需要請假，依然沒有澆息我對夢想的熱情，也並未

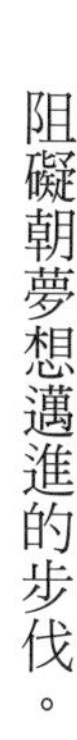

阻礙朝夢想邁進的步伐。

我仍舊是那個事事追求完美的女孩，但不一樣的是，我學會在身體健康與課業間取得平衡，在多重壓力下，適度放鬆緊繃的情緒，今年五月，終於如願考上了心理學系，開啟了通往夢想的門扉。

二〇一六年初（學測前兩天）因為天氣太冷咳嗽加劇，導致皮下氣腫，之後便需要戴氧氣治療；後來也引發多次氣胸，還併發乾眼症、角膜破裂，因此需要避免用眼過度，無法長時間看書和盯著電腦螢幕，算是上了大學後比較困擾的事。

即便如此，我仍然會更努力地逐步完成自己的心願，當一名心理師或輔導老師，幫助需要的人走出病痛的摧殘，遠離各種陰霾的糾纏與折磨。

就算現在，因為慢性肺部排斥，不但必須隨身攜帶氧氣，也會因太冷或太熱的天候，而感到呼吸困難，甚至做一點小活動就會很喘，儘管需要付出比別人更多的時間與精力，我仍不畏艱難，勇敢前行。

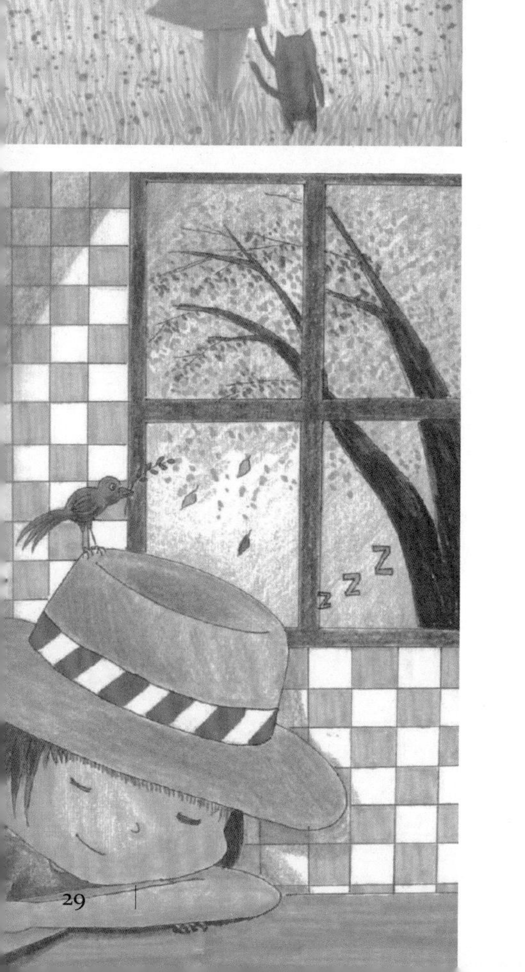

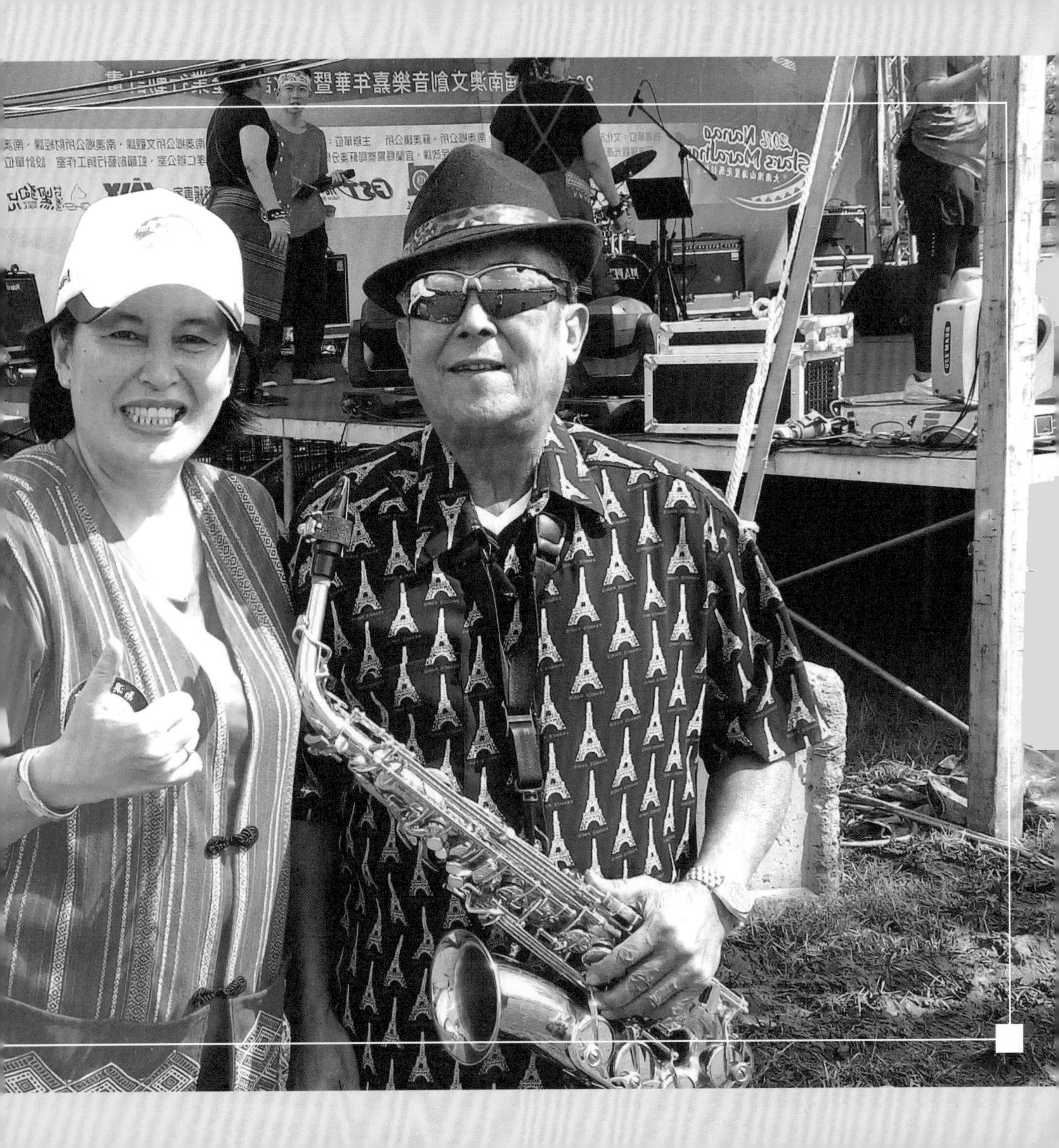

03

吹奏喜樂夢想的薩克斯風手——郭博福

凡事都往好處想。Lokah，大家加油！

肺腺癌第四期
診斷時間：100年7月

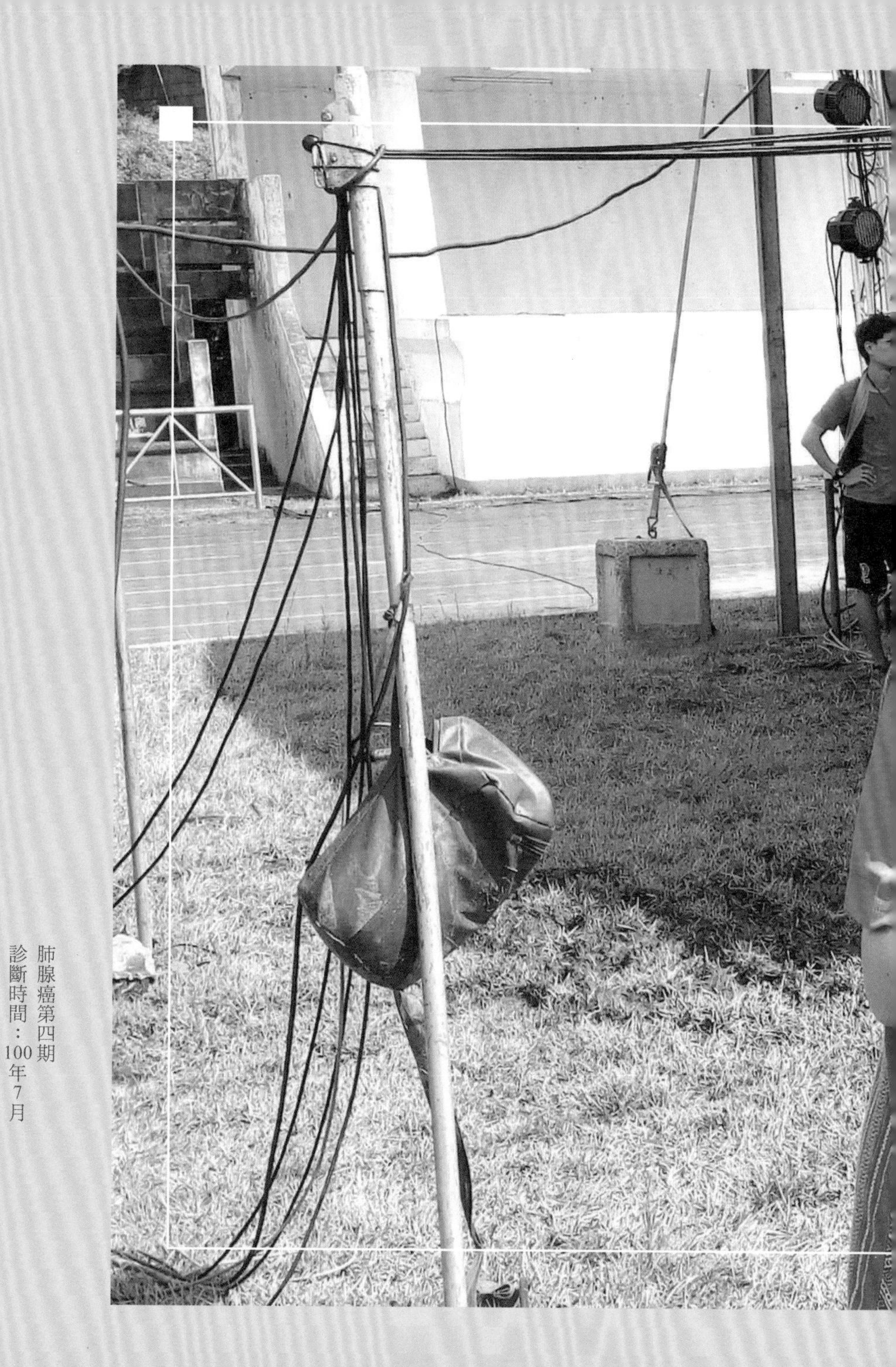

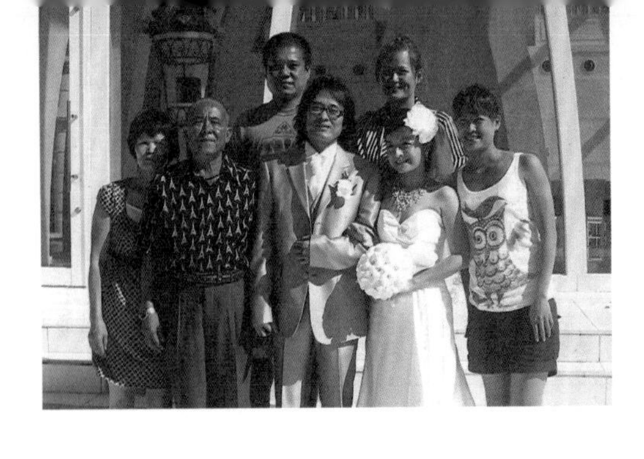

3 2 | 1

1、參加兒子在關島的婚禮。
2、擔任兒子的主婚人。
3、罹癌前全家福。

塞在人生的車陣夢魘中

「咳、咳、咳——」南來北往的車陣上，咳嗽一路陪我不停歇。

「怎麼會那麼疲憊？是因為長途開車嗎？」

身為一名職業大貨車司機，開車就是我的工作，尤其是南北長程遠行更是任務之一，為了生活、家庭，也為了能夠多賺點錢，日夜顛倒的工作也不能懈怠。

記得那時，開著最後一趟夜車從屏東北返，整整八個小時不停歇，發覺身體真正支撐不住了，咳嗽、疲憊感爬滿身心，隔天隨即前往醫院，醫師要我照X光檢查，隔離三天，未發現異狀；但仍持續不舒服，沒有體力上班，經轉介到國泰醫院的胸腔內科徐志育醫師，又安排X光及超音波檢查、斷層掃描，終於找到肺部黑點，切片後宣告為——肺腺癌第四期。

我猶如困在人生的車陣中，無法動彈，進也不是，退也不是，住院治療似乎是唯一路標。

「什麼是癌症？」當時的我，還沒有太多的概念，一開始只知道要好好配合療程（六次化療），然而進行到第二次就知道痛苦，吃不下，身體明顯無力，像癱瘓一樣，連帶使心情容易暴躁。還好，貼心的女兒和媳婦，會買我愛吃的牛肉麵，儘管吃不多，兒子怕我胡思亂想，幫我準備電腦，讓我可以看電視，都讓我感受到滿滿的愛。

因爲生病，體會人生要開心過

「凡事都往好處想，Lokah！」

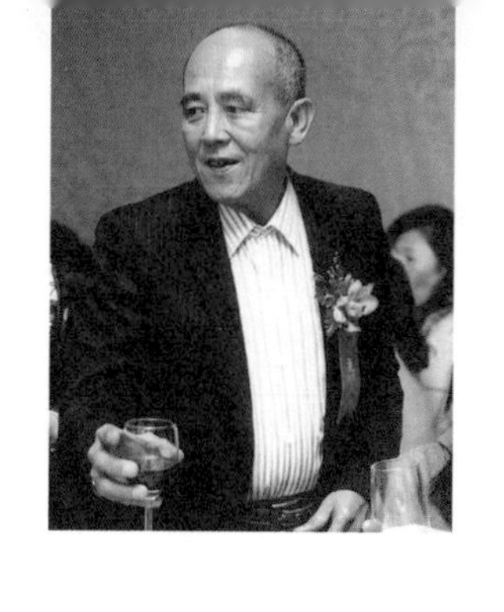

Lokah（泰雅族語），是以往勇士出征或打獵前，彼此加油鼓勵的用語，我用這句話，告訴自己也要像勇士一樣，為前路繼續奮鬥。

然而，看見隔壁床的病人一個一個被推走，加上自己的生命差點在第五次化療時結束，心情因此有了轉變，所幸住院期間，老婆、兒子、女兒輪流的照顧，加上不間斷的鼓勵陪伴，才令我重拾勇氣。

「老婆，妳辛苦了！」平日要上班，下班還要張羅適合我的飲食，更認真研讀抗癌飲食、照護痛風和糖尿病的健康書籍，勤做筆記、畫重點，只為了快快讓我找回健康。太太嚴格把關下，少油、少鹽，以川燙為主的飲食方式，因為有愛，嚐起來更顯味美，而以往菸、酒、檳榔不離身的我，更是再也沒碰了。

「我一定要活下去！」家人的關懷與鼓勵，猶如加油站一般，即時蓄滿能量，讓車子有了充足的馬力持續前進。

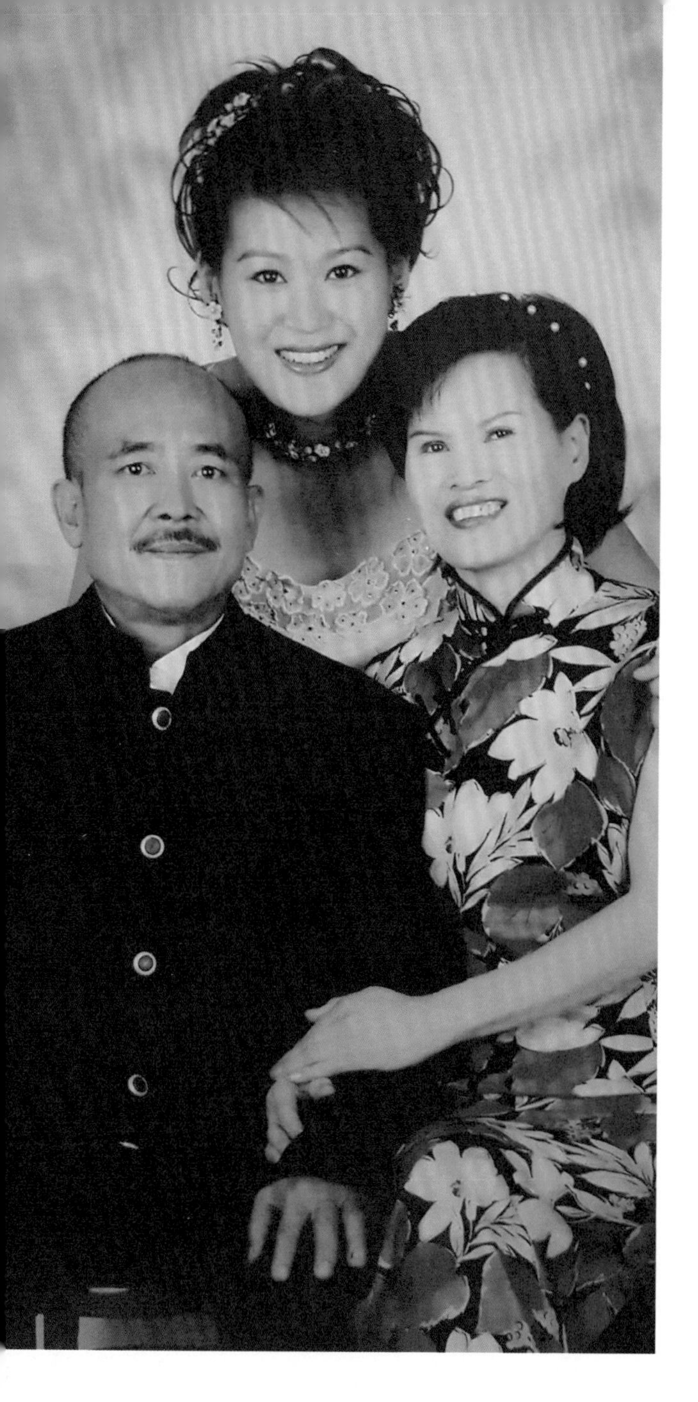

4 3 1
5 2
6

1、2、4、5、全家出遊。
3、安養中心演奏 - 吹奏媽媽最喜歡的歌曲給她聽。
6、祖孫三代打籃球。

記得化療過程中，為了轉移注意力，開始找病友聊天，也聊到治療中彼此的痛處，無形中有了紓解的出口。除此之外，感謝我的主治醫師——宋詠娟主任及醫療團隊，她們不只親切與關懷，增加我的勇氣，還會逗我笑，讓我心情變好。

自生病開始，體會到人生要開心過，因為唯有心情好，身體才會好。

其實癌症不是什麼大病，想要戰勝病魔，需要極大的毅力，醫師曾對我說：「吃不下也得吃，因為要有營養和體力，才能夠對抗病魔。」當病人跟醫師相互配合良好，治療效果才會更好。

直到現在，治療已滿五年了，儘管仍持續口服標靶藥物，期間仍會有皮膚搔癢的問題，但我都以正面態度面對它。

傳愛旋律，吹奏喜樂夢想

「爸，送您一份禮物！」

在家休養期間，看到電視上有人表演薩克斯風，播送出的旋律，彷彿能讓自己忘記生病的事，心情為之舒展。

兒子知道後，就買了一把薩克斯風送給我。於是，報名一對一家教班，從基礎開始學起，開啟了我的音樂療癒之旅。

其實，從小對音樂就深感興趣，老天爺給了我只要聽過音樂，就可譜出旋律的天份，只是年輕時為了養家，不得不放棄這項興趣。如今，再次重拾「樂情」，猶如上天再度為我開了另一扇窗。

學了九個多月後，女兒幫我找了社區大學的薩克斯風課程，希望讓我多認識一些朋友，互相交流。在社區大學了一年半的時間，因為同學的互相鼓勵，不再害怕別人怎麼看我，同時也加入樂團公益表

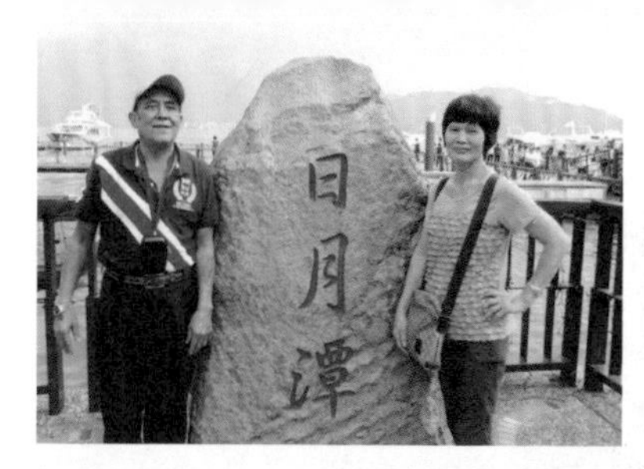
日月潭

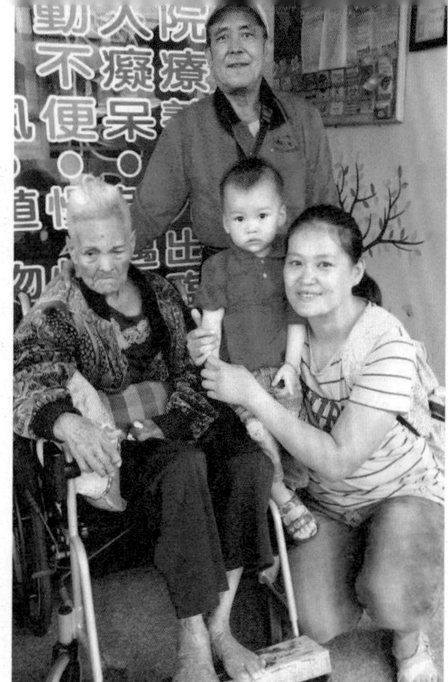

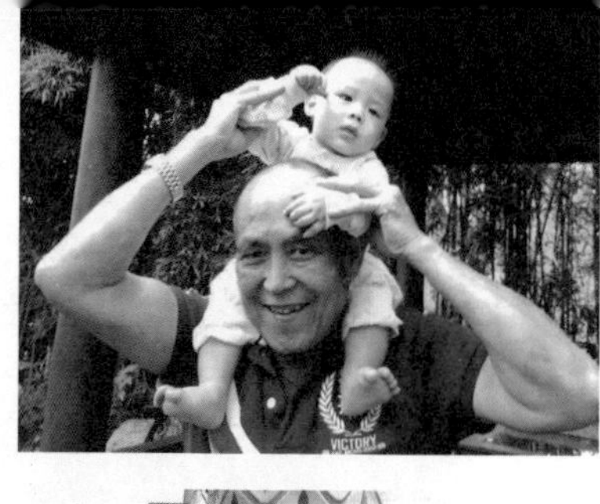

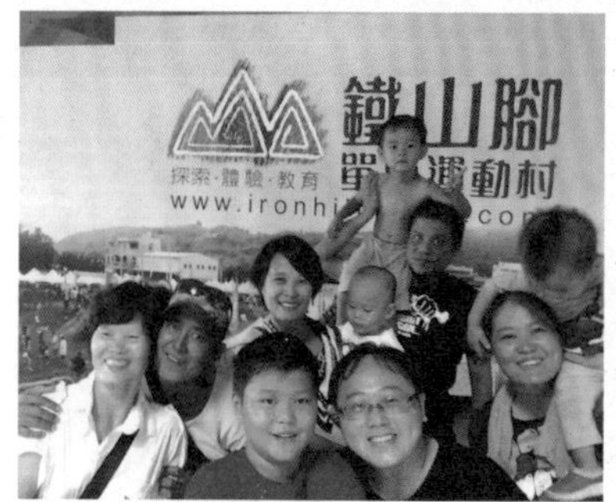
鐵山腳
探索·體驗·教育

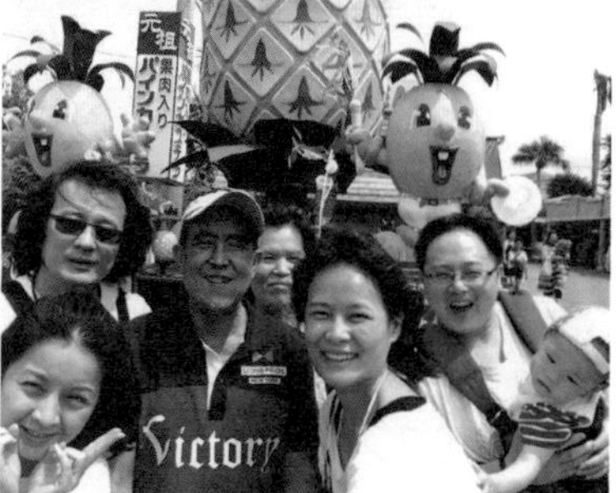
Victory

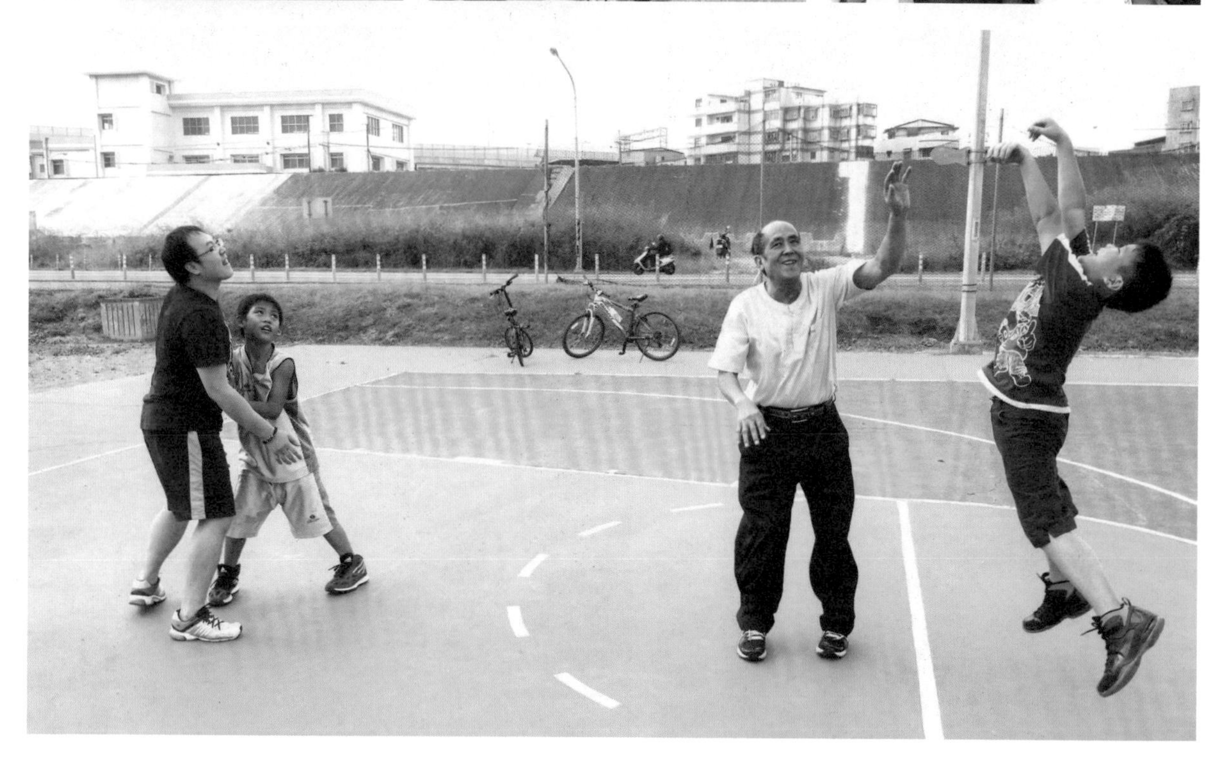

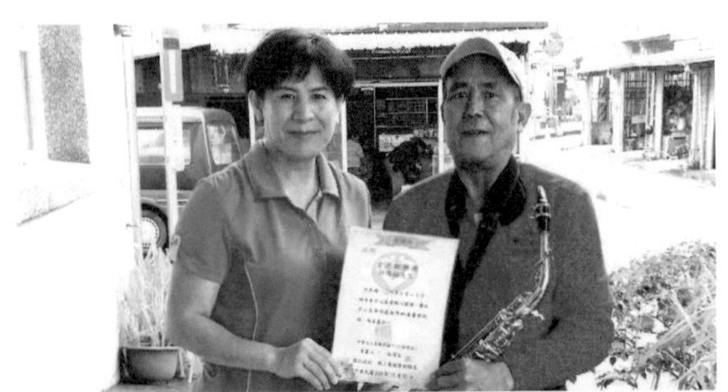

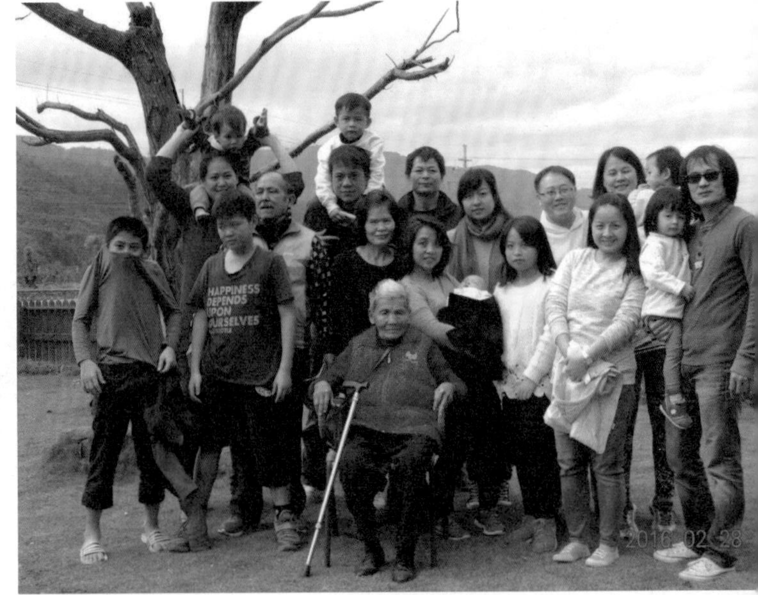
HAPPINESS
DEPENDS
UPON
OURSELVES
2016.02.28

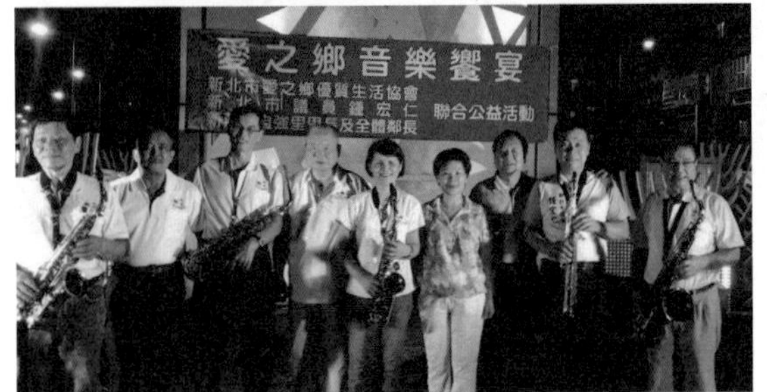
愛之鄉音樂饗宴
聯合公益活動

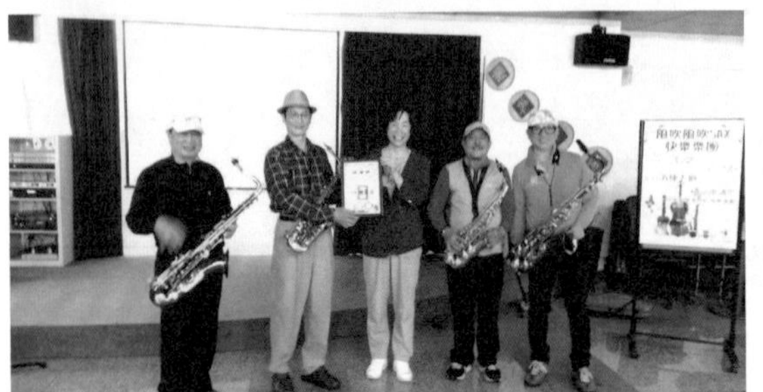

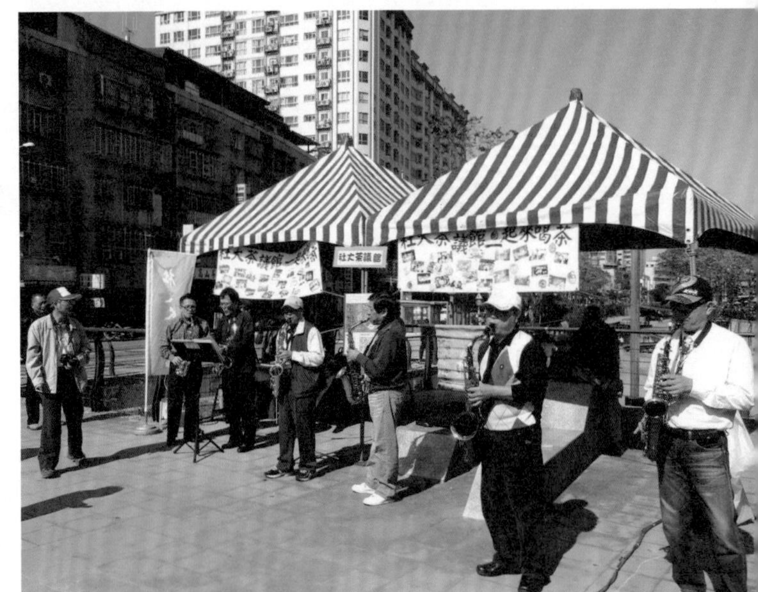
社大茶議館
社大茶議館 一起來喝茶

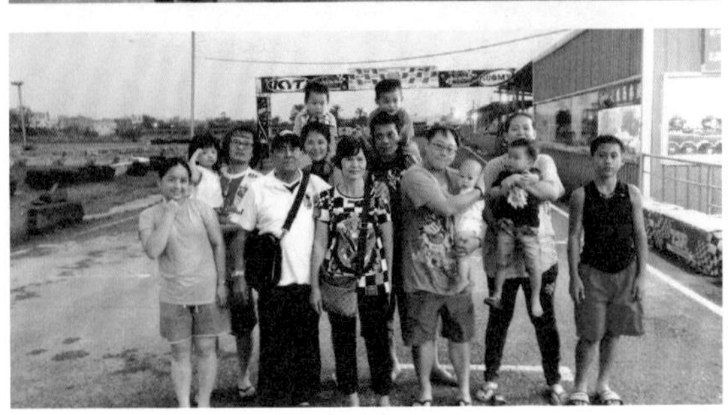

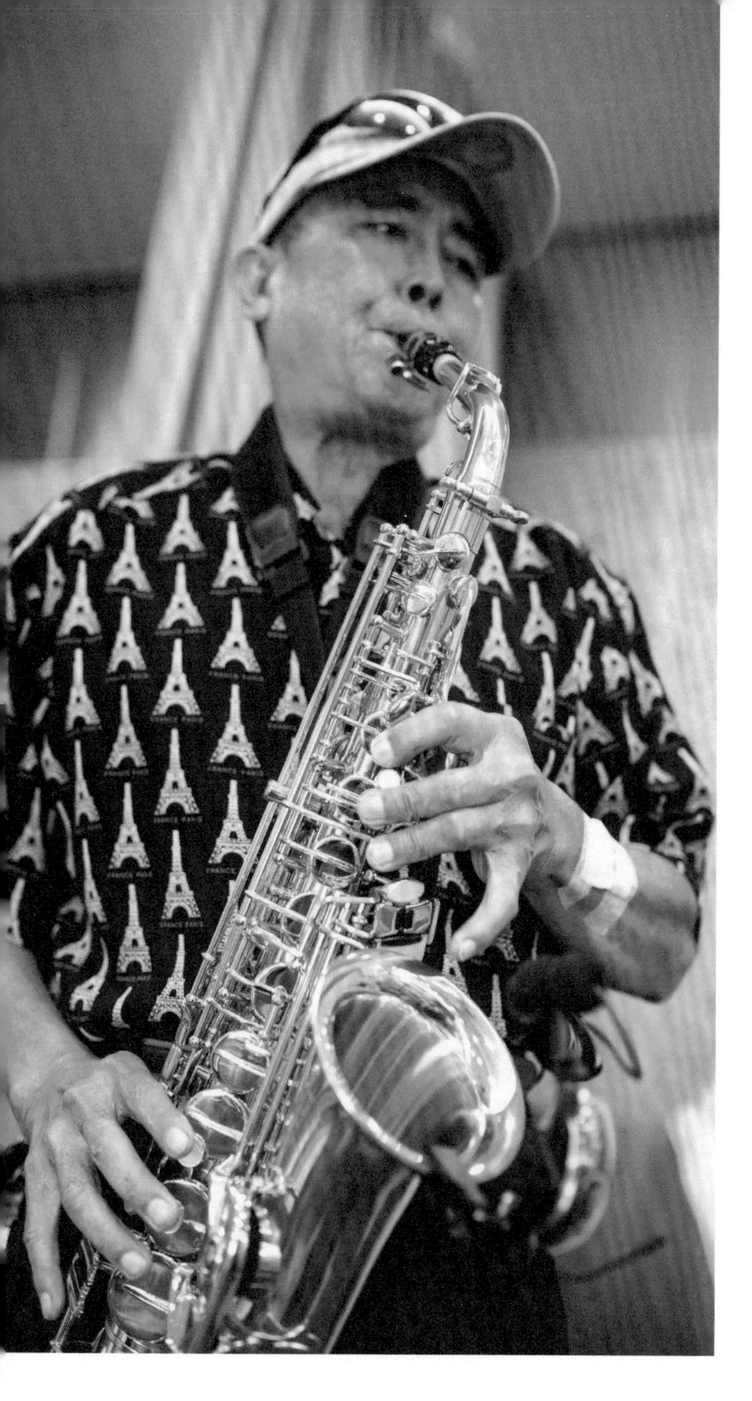

3 1
7 4
5 2
6

1、6、全家出遊。
2、2014 新莊社大校慶成果博覽會。
3、2015 安養中心演奏。
4、5、參與樂團至各處表演。
7、2014 送給女兒最大的結婚祝福 - 帥氣的婚禮樂手。

演，開始前往醫院、安養中心演出，藉由吹奏優美的樂音，希望能為別人帶來歡樂。

每次到養老院吹奏薩克斯風，台下的老人家都聽得入神，還高興地跟著哼唱或打節拍，這份雙向互動，使我更加堅定目前所做的事！

忙碌的生活，因為生病而有了喘息的契機，正如遇到前方障礙，而順勢轉彎的車子，總能開往另一條更為順暢的前路。

「癌症沒什麼好怕的，吃得下，保持心情愉悅。若愈想愈煩惱，心情會很低落，對病情反而不好！」我這麼對病友分享著。

走在人生的馬路上，金錢買不到健康，唯有找到生命的價值，身處逆境也要勇敢戰鬥，且讓我吹奏一曲夢想，做名快樂的薩克斯風手。

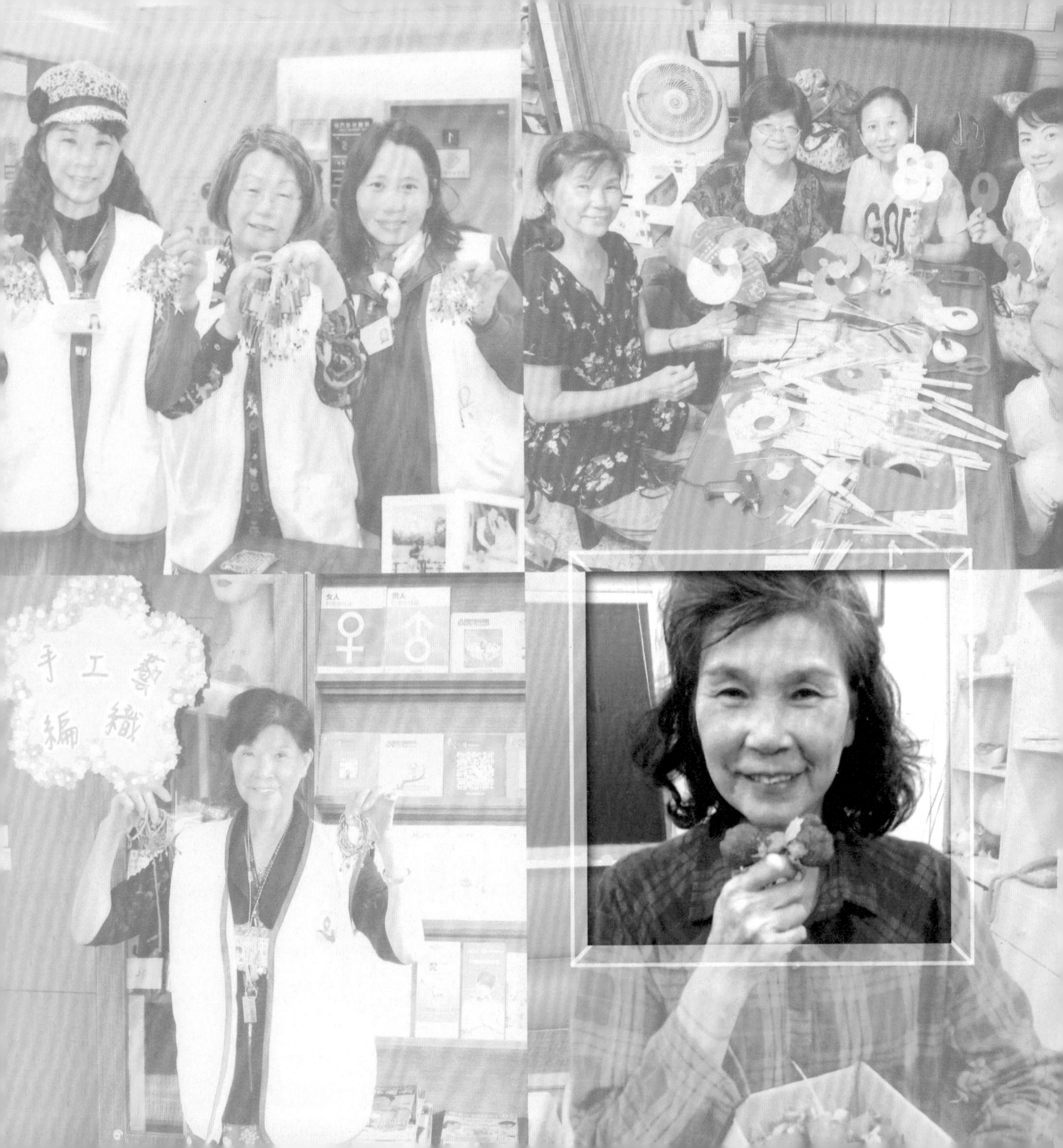
手工藝
編織
女人
男人

04

舞出神采的快樂天使

平常心，歡喜心，善待自己及周邊的人

——吳陳鳳蘭

子宮頸癌／鼻咽癌第四期
診斷時間：72年、95年

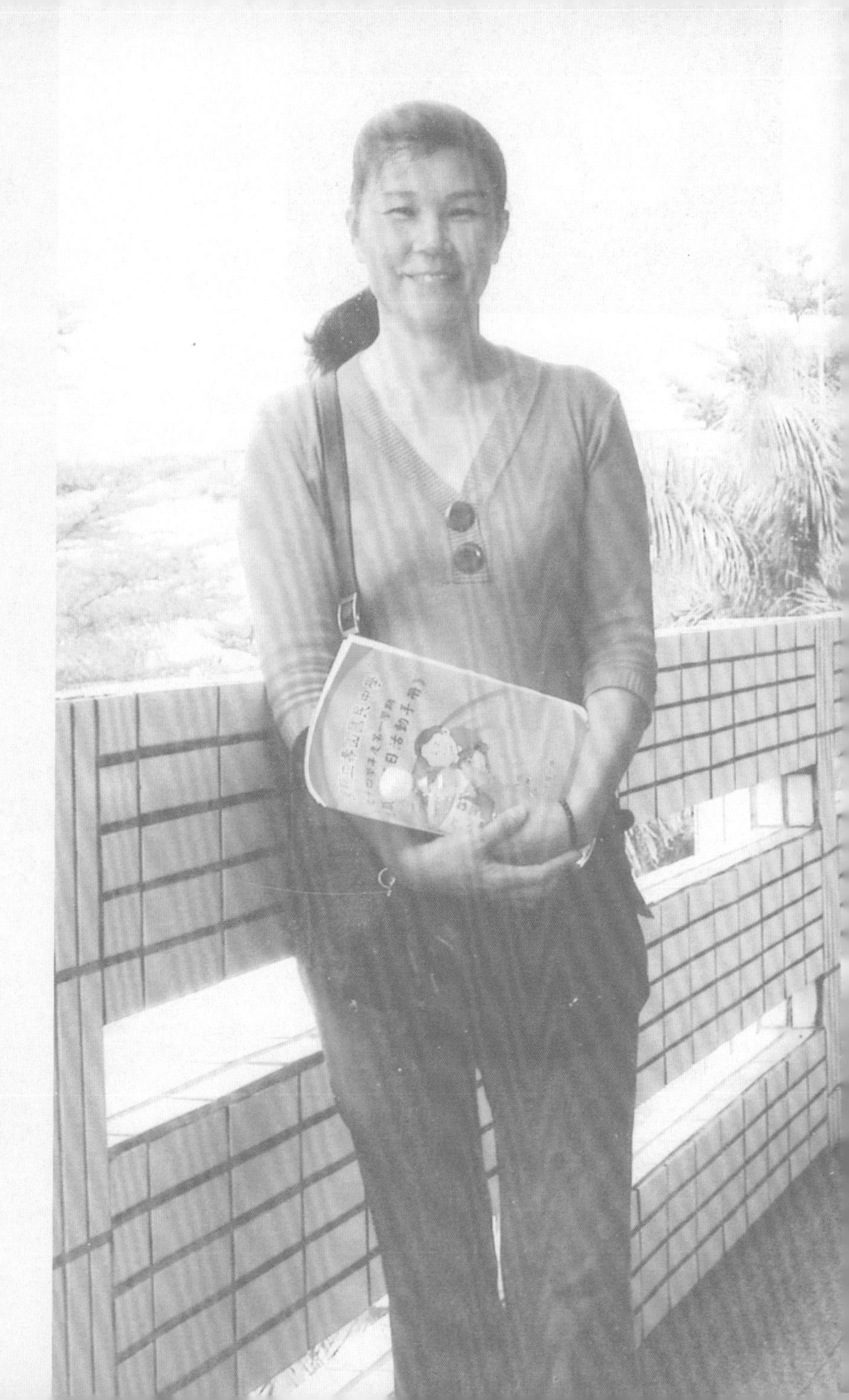

3 2 1
4
5

1、獲頒 98 年度服務資深民防人員。
2、3、4、幸福的一家人。
5、手工藝教學─製作風車。

農曆新年，突如其來的噩耗

「公司外派我們夫妻倆到國外，這一年將不在國內，請無須掛念！」

「這麼急喔！不等過完年嗎？」

回一趟娘家，匆促說了這些話，為的是不想讓年事已高的父母擔心……

因為經常感到頭痛，視力漸漸模糊不清，耳朵也聽不清楚，偶爾伴隨類似黃蜂的鳴叫聲，因此前往醫院檢查。

農曆年前五天，本該是張燈結綵、歡歡喜喜的迎新年，但我卻在醫院等待一份宣告，沒料到竟是這樣的大禮——確診第四期的鼻咽癌。

「為什麼癌症會找上我呢？我要怎麼辦？」伴隨著流不停的淚水，心如刀割且六神無主，當下根本再聽不進去醫師說的任何話，整個人已經失去了信心與活力。

回到家後，儘管腦海中不斷浮現怎麼辦、是否要接受醫治……，但隨即想到父母和孫女，我告訴自己不能就這樣離開人世。

雖然我是被收養的女兒，但彼此的感情卻一樣深刻，當初若沒有他們的養育，我無法想像現在的生活。因此，下定決心不能讓八十多歲的父母承受「白髮人送黑髮人」的痛苦，只好說了一個善意的謊言——臨時被外派到新加坡，長達一年將不在台灣；加上身處單親家庭的孫女，還需要我的照顧，於是勇敢地接受治療。

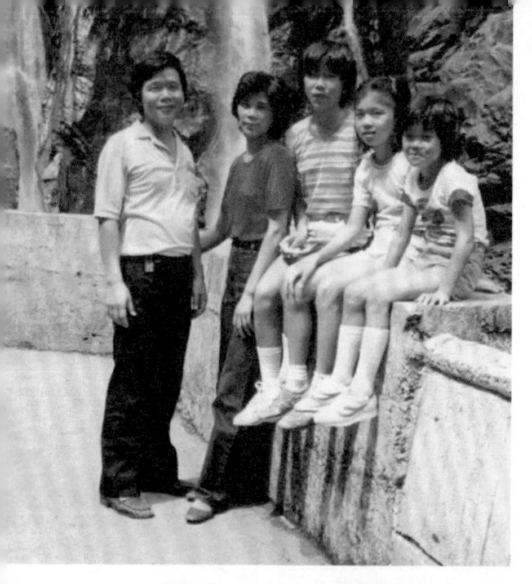

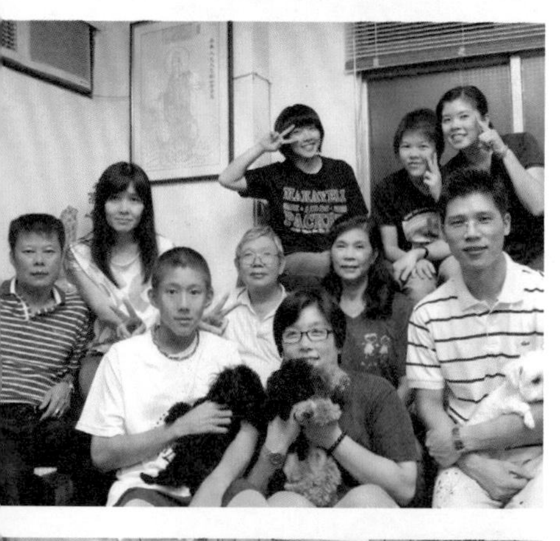

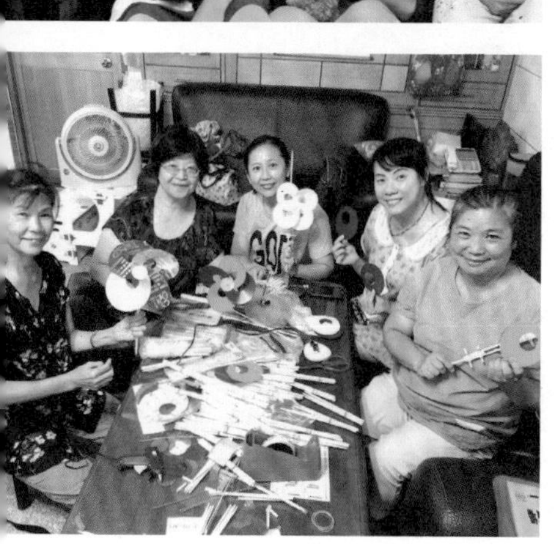

戰勝六次化療、四十八次電療和鼻燒的艱辛療程

「因為腫瘤生長的位置太靠近眼睛了，害怕開刀會影響到視力，所以不能接受手術！」

於是，只能採用鼻燒、電療和化療的方式，當時心中非常害怕，無邊無際的恐懼湧上來，「我必須活下去！」一想到父母、孫女後，還是遵照醫師指示，並為自己打氣。

但是治療的過程中，使身體產生極度的不舒服，一度想要就此放棄，就這樣結束生命算了，所幸先生都在一旁鼓勵我，讓我知道並非一個人奮戰，我也必須為了他們努力。前後總共接受了六次化療、四十八次電療，另外還有鼻燒，儘管胃口不好，還經常伴隨嘔吐，甚至吐出綠色的膽汁，我也邊吐邊喝營養品，咬緊牙根撐下去！

罹病前，開班授課教導學生跳舞，也告訴他們，將出國休息一年，後來因為進出醫院頻繁，被學生得知病情後，收到更多無限的關懷與祝福。

治療到一半的時候，一天在開車途中聽到廣播電台，主持人空中分享療癒紓壓方法：「請大家深呼吸一口氣，並且說『我滿足了』！」

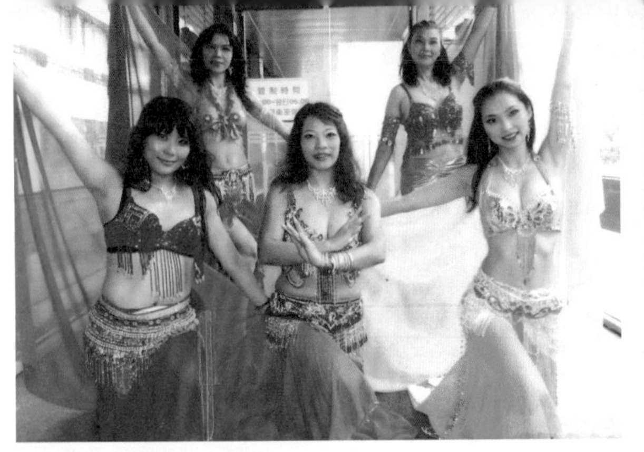

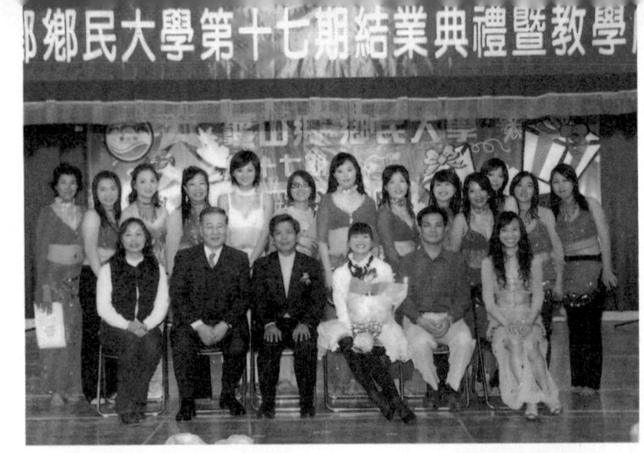
鄉民大學第十七期結業典禮暨教學

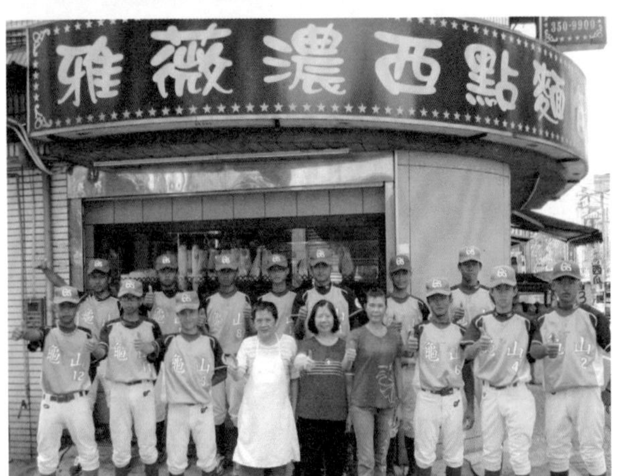
雅薇濃西點麵
350-9900
龜山

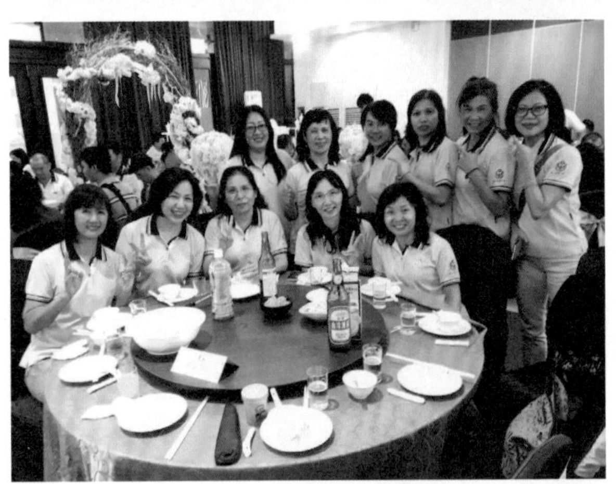

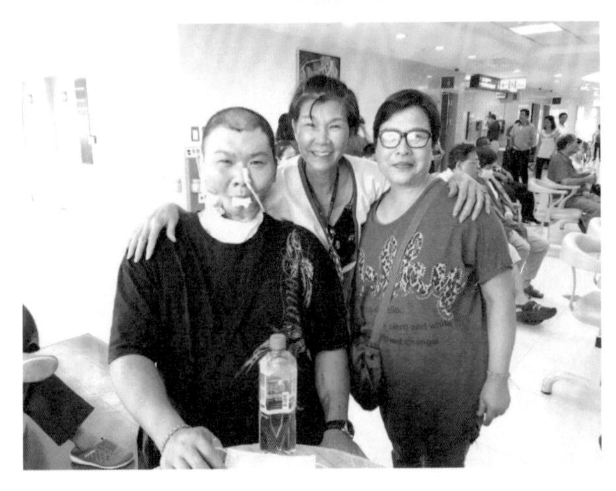

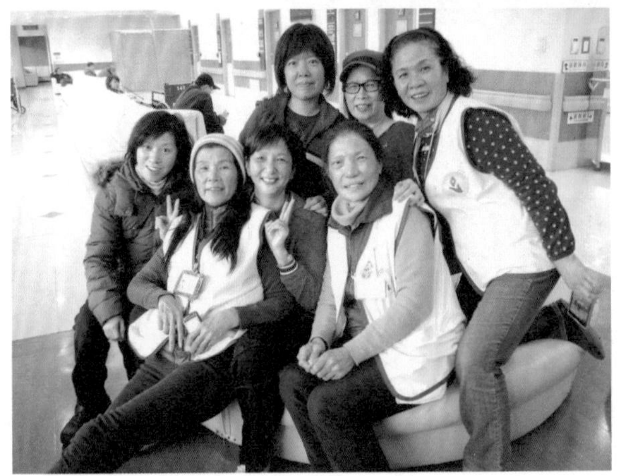

7 | 2 1
4 3
6 5

1、2、7、肚皮舞團。
3、桃園市女義警聚餐。
4、和麵包店一起提供棒球隊好吃營養的麵包。
5、手工藝教學認識的病友都成了好姊妹。
6、以手工藝教學與頸部腫瘤病友交流，合影留念。

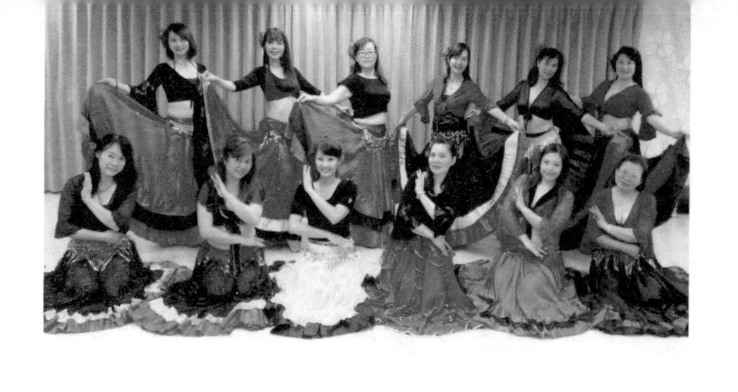

當時天色漸暗，街道邊的燈火慢慢亮起，我還是照著電台主持人的方法，做了一遍，深呼吸後吐一口氣，說著：「我滿足了！」沒想到說完時，竟發現自己的嘴角是上揚的，儘管罹患了這麼嚴重的疾病，因為家人的陪伴，使內心感受到無限的滿足。

讓自己快樂，也把快樂感染給別人

回想年輕時，才三十二歲的我，也因前往醫院健檢，發現子宮有三公分的腫瘤，後來持續不正常的出血，確診為子宮頸癌，由於已不打算生育，聽從醫師建議摘除子宮和卵巢，當時只吃口服藥物，不需做化療，算是人生第一次健康危機。

「阿嬤，您有沒有比較好一點？」「媽！等您好了，就帶您出國。要好好唷！」如今，再度因癌入院，丈夫、兒女、孫女及學生給了許多的鼓勵和支持。

學生們知道電療，會使皮膚疼痛和皸裂，因而時常準備新鮮的蘆薈，並妥善處理後冰在冰箱裡，再送到家裡給我使用；孫女放學回家也會用童言童語問候，簡單一句話，讓我感到無比溫暖，備感窩心。

「老公你也辛苦了，謝謝你！」

「老婆妳才辛苦了，幫我把家顧得那麼好，如果可以的話，讓我幫妳生病、替妳痛！」

生病期間，丈夫一直在旁陪伴和照顧，還到處打聽罹癌的人應該多補充什麼，然後細心的準備給我吃，雖然知道他的辛苦，但生病期間還是忍不住時常對他發脾氣，感謝他總能擔待和體諒那段時日的心情和感受。

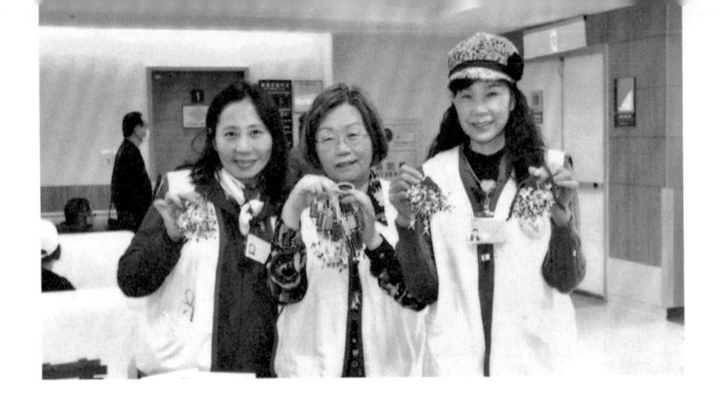

1、103 年癌症資源中心歲末關懷餐敘活動手作小吊飾與癌友結緣。
2、3、4、在癌症資源中心進行手工藝教學。

這一路上走來，要感謝的人非常多，包括醫師、學生和家人。也因為他們，讓我知道，要讓自己快樂起來，也要把這份快樂感染給別人。

轉心換念，繼續活出生命精彩

「生病並不恐怖」，只要藉著天使心，傳遞溫馨！

生病之前，已經加入了志工行列，也在病後持續投身志工活動。現在的我，每個禮拜都會到醫院，週二在住院中心協助病友填寫資料及方向指引，週五在癌症資源中心教導病友和家屬製作手工藝，轉移他們等待門診的時間與心情。

「罹患癌症後，人生改變最大的改變，就是自己變得更『快樂』了！」

這段過程中，我會與病友們一起聊天，分享經驗，彼此加油打氣；另外，我還抽空教導學生一起跳舞，也找回之前教舞的快樂和自信！日子過得非常充實，也認識了許多新朋友。

「老師！妳來教我們！」跳舞是我的專長，手工藝則因為生病，為了把痛苦分散，進而學習。雖然因為病後，已無體力全心跳舞，轉而專注於製作手工藝，同時做出口碑和心得，因此只要有手工藝活動，大家都會想起我，要找我當老師。

「看到別人快樂，我也快樂！」我樂於轉心換念，在志工路上，繼續活出生命精彩，散播喜樂和愛。

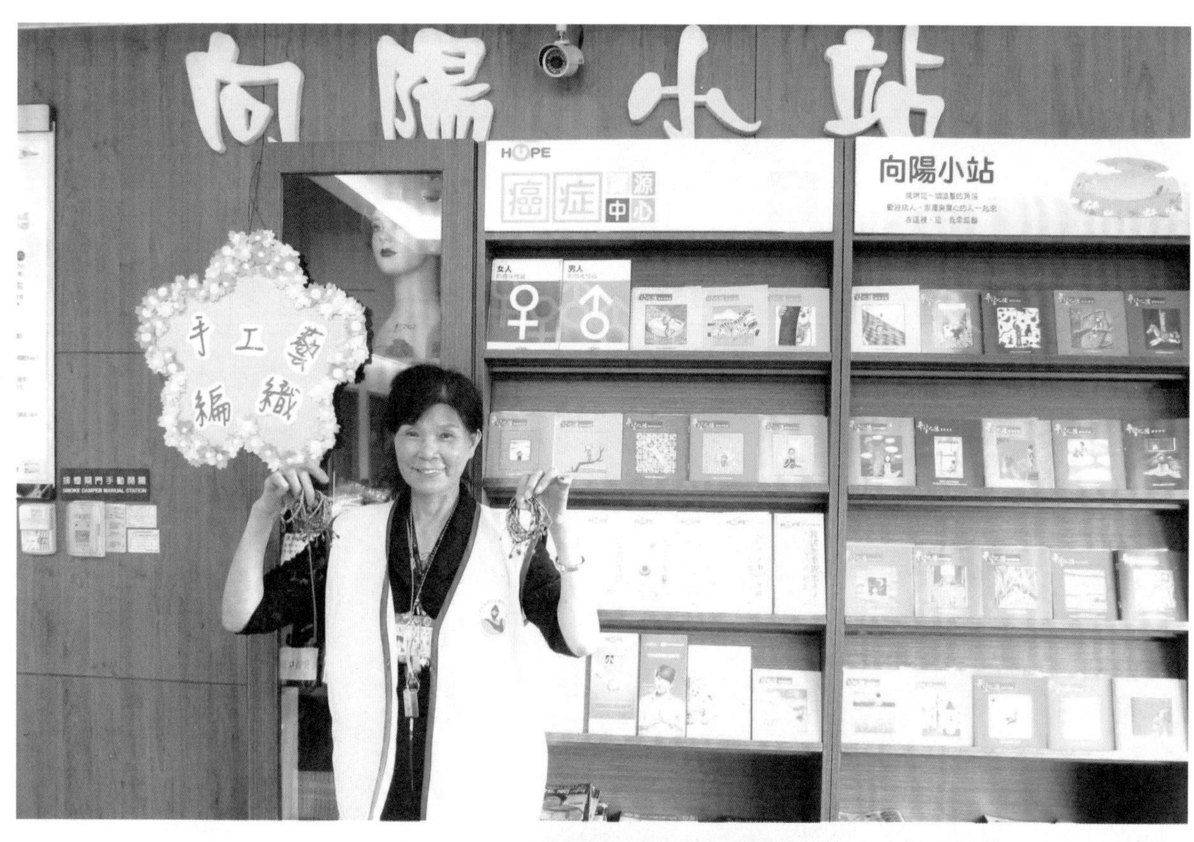
向陽小站
HOPE
癌症資源中心
向陽小站
女人
男人
手工藝
編織

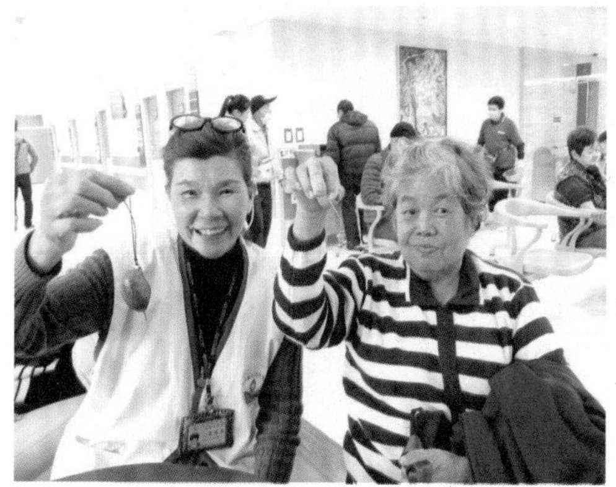

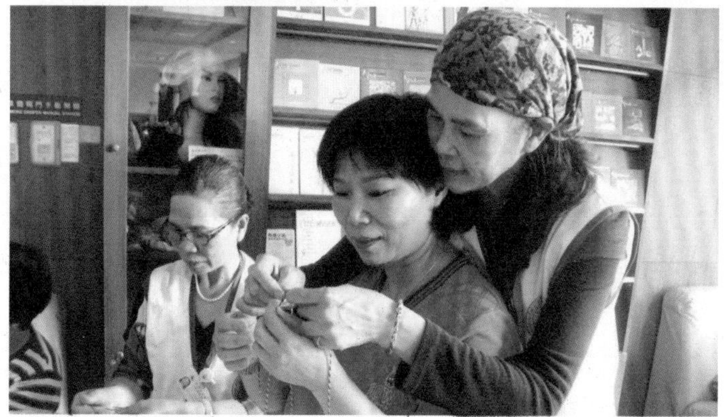

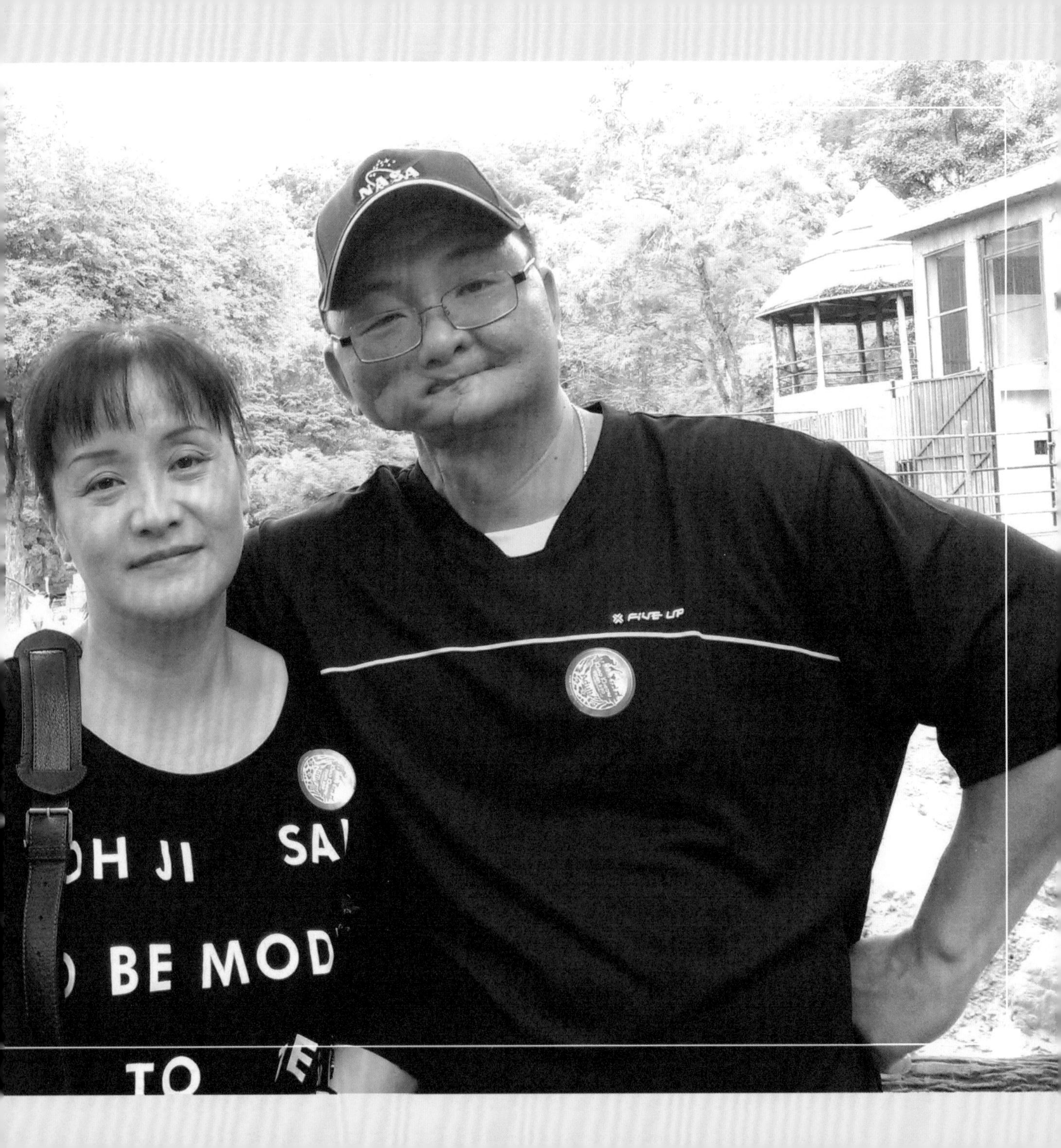
NASA
FIVE-UP
OH JI
SA
BE MOD
TO

05

癌症不可怕，可怕的是你不敢面對

向陽，看見雲端處的曙光——臧興國

口腔癌第四期
診斷時間：96年3月

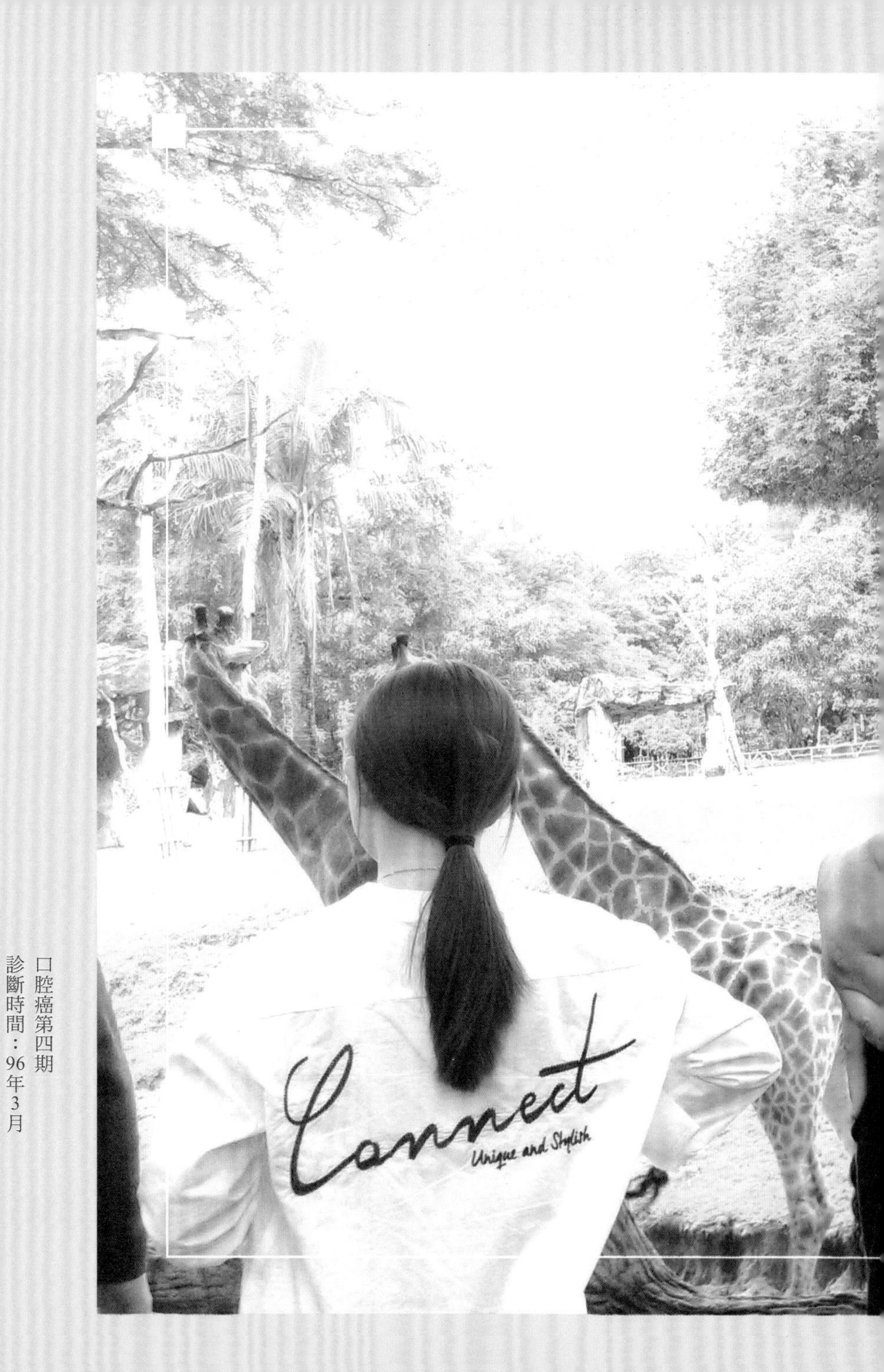

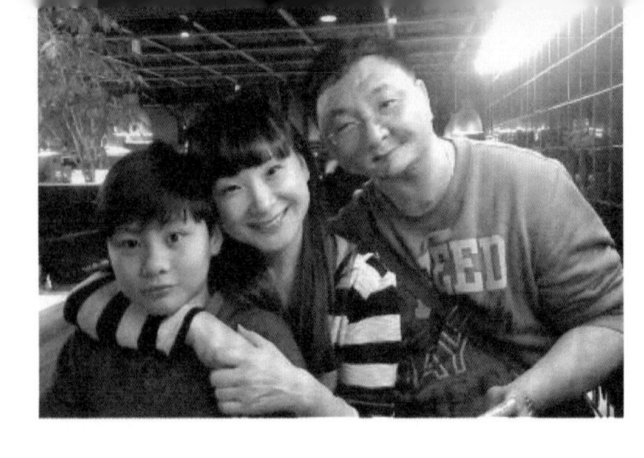

3 2 | 1

1、開心外出聚餐。
2、3、罹癌前出遊。

誤入歧途，殘害美麗生命

「毒品不會成癮啦，沒用的時候，睡個覺就好了！」一旁有人慫恿著。

「可是——，好啦，我試試看！」

出社會後，因為誤交損友，使我的人生急轉直下，開始不再有色彩！對我而言，只要每天有固定的進帳，足夠支付吸毒費用、家庭的日常開銷，就已經足夠了，沒有太多精神理會生命尊嚴和家人的感受。

朋友對我說吸毒不會成癮，實際上錯了，無形中讓我慢慢地產生依賴感，只要喝酒、賭博，就會想到它，假性的快樂，使人陷入恐怖的深淵。

此時的「家」對我來說，只是一個名詞而已，我的生活重心只剩下毒品，因為只有它才能帶給我一天生命的活力。

然而，在我殘害生命的同時，身體也出了毛病，嘴巴裡凹了一個小洞，日益鬆動的牙齒，吃飯時嘴巴不斷流血，也無心理會，最後被看不下去的家人押進醫院治療。

由於長期菸、酒、檳榔不離口，只覺得口腔壁破了一個洞，有那麼嚴重嗎？直到傷口越來越大，更是逃避就醫，等到木已成舟，診斷出爐後——口腔癌第四期，一個禍不單行的可怕考驗已然降臨。

太太不離不棄的守候，浪子決心回頭

「這是我嗎？怎麼變成這副模樣？」

經過二十一小時的漫長手術，醒來時，臉上不僅插滿了大大小小的

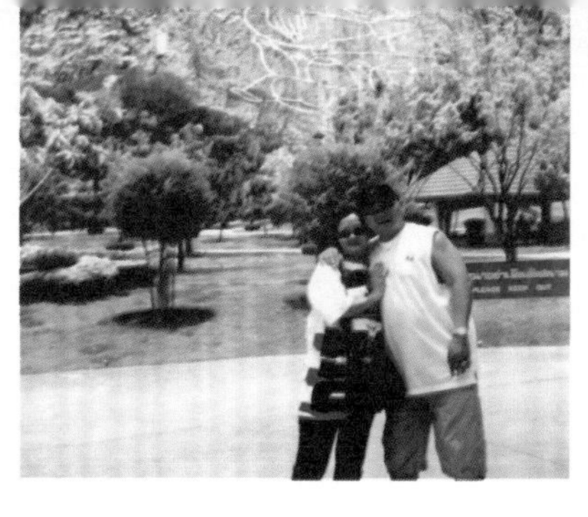
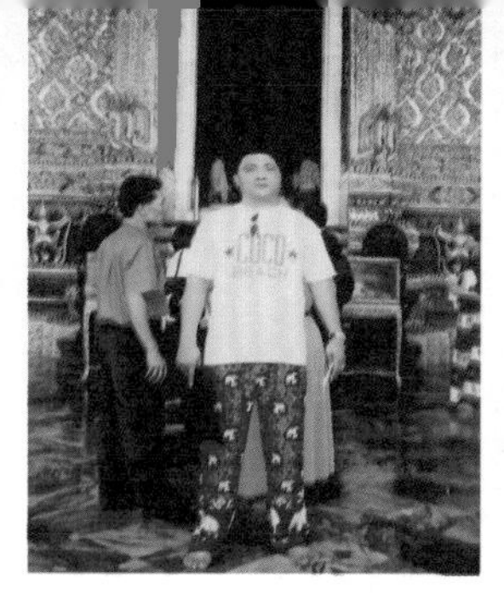

管子，下排牙齒和淋巴也被拿掉，拿起鏡子，也被眼前的影像給嚇傻了！

手術完，只能吃流質食物，太太每天打新鮮的果菜汁為我補充營養，寸步不離的照顧，丈母娘對我更是視如己出。即便如此，還是在短短幾個月，體重從一〇五公斤直掉至七十五公斤，就如陷入困境的家計。

這時太太只有低著頭到處求援、借錢，一路求回娘家，躺在病床上的我，回想以往的日子，為了滿足身心靈的空虛，曾做過不少荒唐事，頓時有了深層的醒悟。

「我願意替你們清償所有債務，但唯一條件，就是妳要和他離婚！」小姨子對我的太太說著。

「妳不要再心軟了！放下吧。」親戚朋友們一旁附和著。

吸毒期間，我的太太除了每天守著一具活屍體，就是應付上門催債的凶神惡煞，還有兩家人的無情咒罵，甚至小姨子也勸她和我離婚。

過沒多久，因為一件搶奪案的牽連，我被警察逮到，因而被裁定戒治。被押送時，內心隱隱擔心：「太太這下子再也不會理我了吧！」「我的人生還要這樣繼續下去嗎？」但她依然沒有放棄我，猛然使我徹底地檢討，開始認真思考未來的路。

「有這麼一位賢淑的妻子，一直無怨無悔的守在我的身邊！」我默默告訴自己要振作，是她用無悔的青春，換回了我的良知。

重生力量，成爲負傷的醫治者

「到底是什麼把你打醒？」太太常問我這個問題。

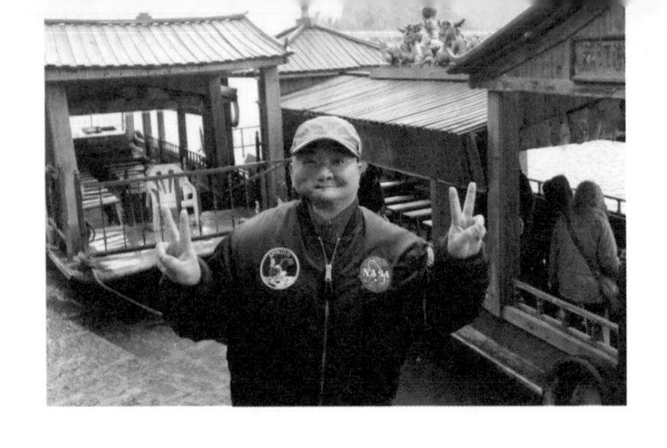

4 2 | 1
3

1、2、3、4、
與家人出遊、聚餐。

「我還有幾年能糟蹋，難道就要這樣走完我的人生？」

說實在的，也說不上來真正確切的答案，或許是不堪自尊一再被踐踏，也許是想到年紀已大的老父親，不想再讓他為我難過；更或許兒子已漸懂事，不想讓因為我而在人前抬不起頭；當然，也包括自己和太太……即使嘴上滿口不在乎，內心都在淌血、滴淚……。

所以，下定決心戒毒，而且信守諾言成功了！

當我步出新店戒治所的那天起，我帶著一顆重新出發的心，準備迎接新生命。

「只要有成功的機會，我就絕不能放棄自己。」眼前的我，是個領有中度殘障手冊的人，身體機能已遭過去毒品和癌症破壞殆盡，但我願意和生命戰鬥，告訴自己：「絕不能倒、不能倒，因為不能再讓那些愛我的人失望。」

我開始學著努力的與家人重新建立關係，並試著讓他們再一次接納我。現在我可以大聲說：「我做到了！」只要用心，誰都可以，因為家人是每個人最終的碼頭，也是最真的歸屬。

後來，更加入「利伯他茲教育基金會」，至監所進行生命教育，也跟著團隊走進校園做反毒宣導，積極參與各項服務機會，以志工分享為樂事，希望能成為一名負傷的醫治者，幫助自己也幫助他人，找回重生的力量。

除此之外，更重拾書本，前往空中大學的社會福利系進修課程，增強專業知識，期勉自己修完專科後，繼續取得學士資格。

因為這份努力和向學心，很幸運的在前年經由新店戒治所的推薦得到一〇三年的「旭青獎」，榮獲總統接見與副總統的頒獎，贏回人

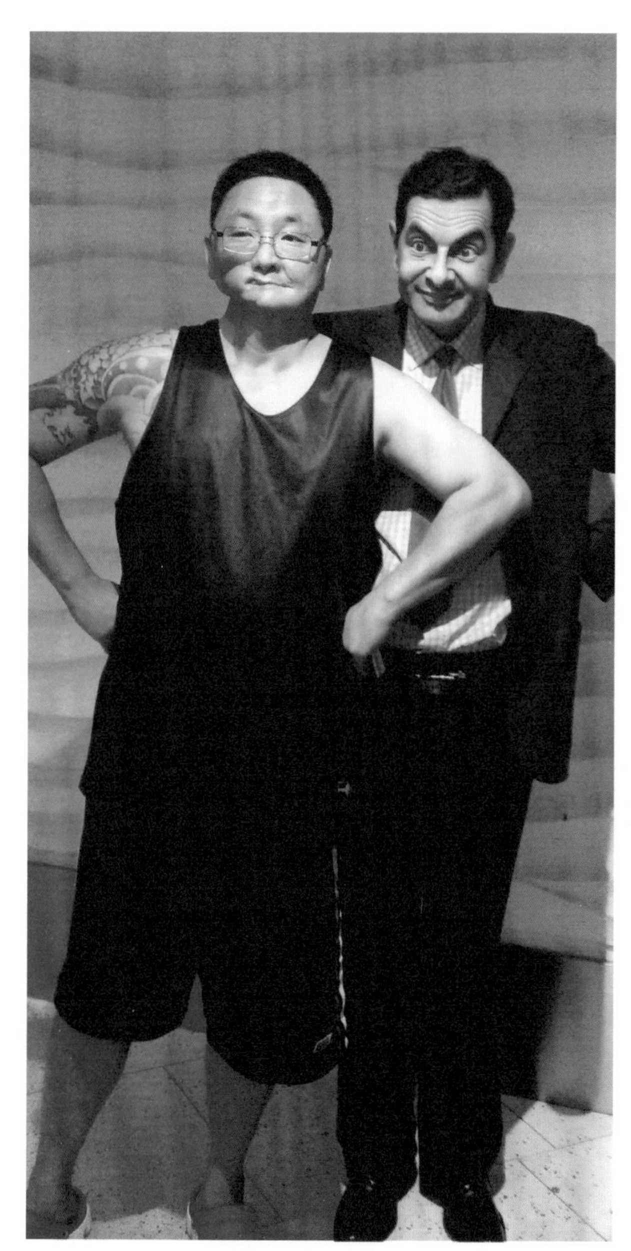

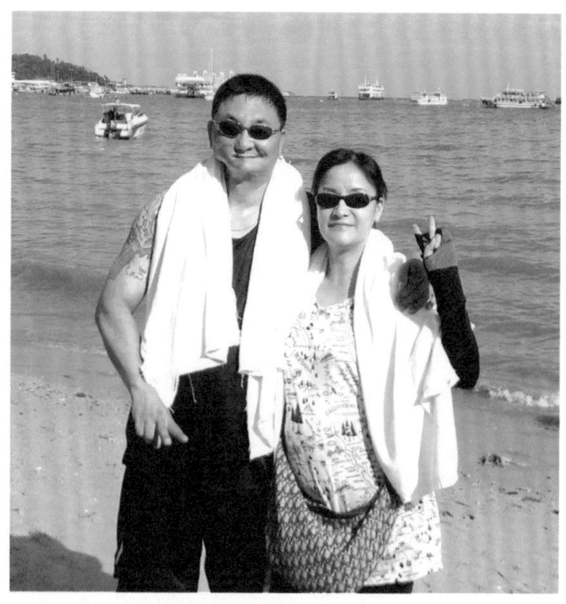

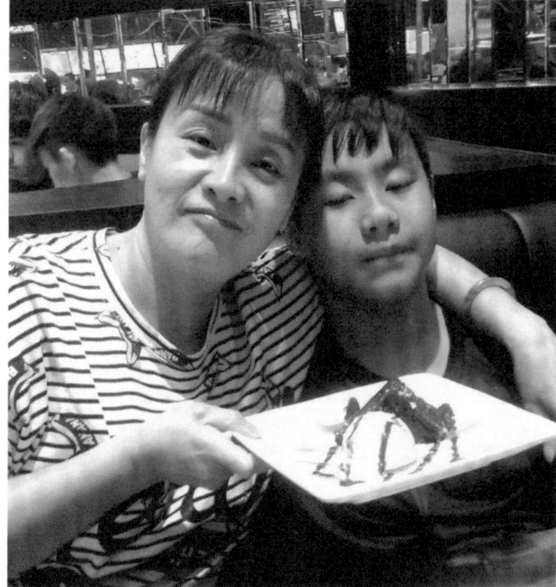

3 1
4 2

1、4、與家人出遊。
2、3、民國 103 年榮獲法務部「旭青獎」鼓勵。

生的價值與榮耀。

這份遲來的幸福，將跟隨我邁向未來。

走向陽光，找回生命的榮耀與意義

「感謝陽光走進我的生命，帶領我走出人生的低潮！」

因為過往荒唐歲月，以及後來罹患癌症的經歷，使我有張殘缺的臉，而一度令人感到懼怕、求職碰壁，有了生命體會之後，開始學習如何放下身段，並仔細從周遭朋友身上學習、揣摩。

漸漸地，我發現，原來真正的我和一般人沒有兩樣，每天都得為工作而努力，後來醫院主動幫我通報到陽光基金會，當我還在醫院時，就有志工來關懷，出院後，志工還前來探望，並邀請我參加志工培訓班課程，藉著重建自己，進而幫助一些有相同遭遇的人。

就這樣，我開始了半志工的服務工作，也開啟人生的另一扇窗。

每天，有一群為生命尊嚴而持續努力的人，讓我深刻明白「生命是如此的美好」，也相信擺脫重重綑綁與束縛，走向陽光之路，就能看見雲端處的曙光。

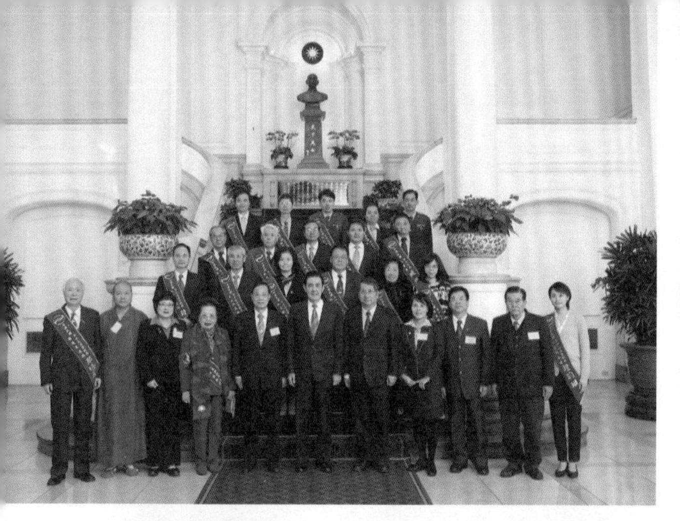

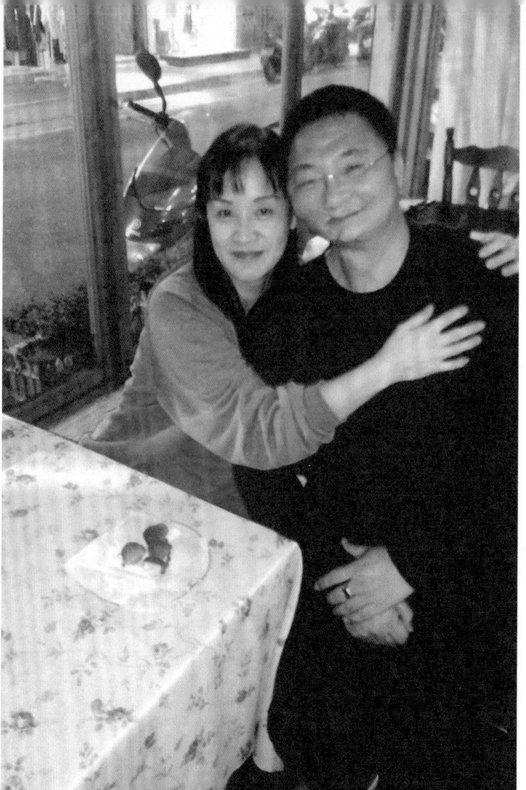

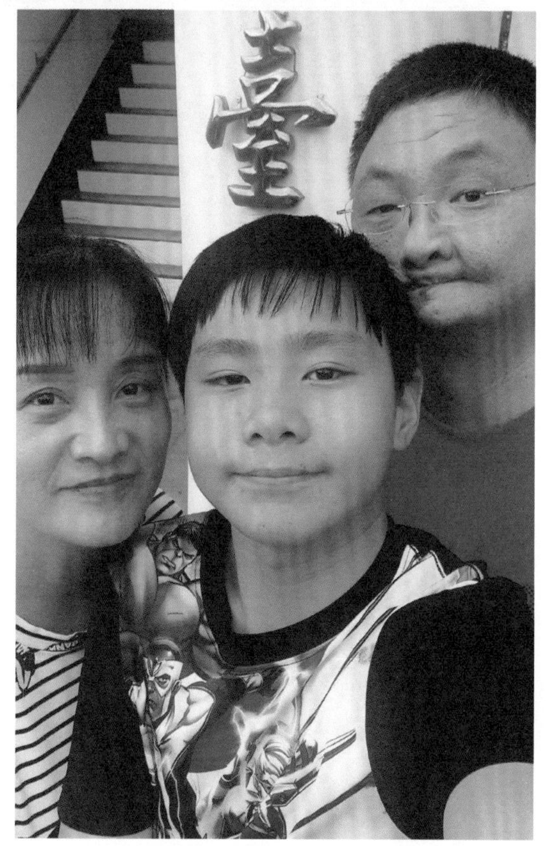

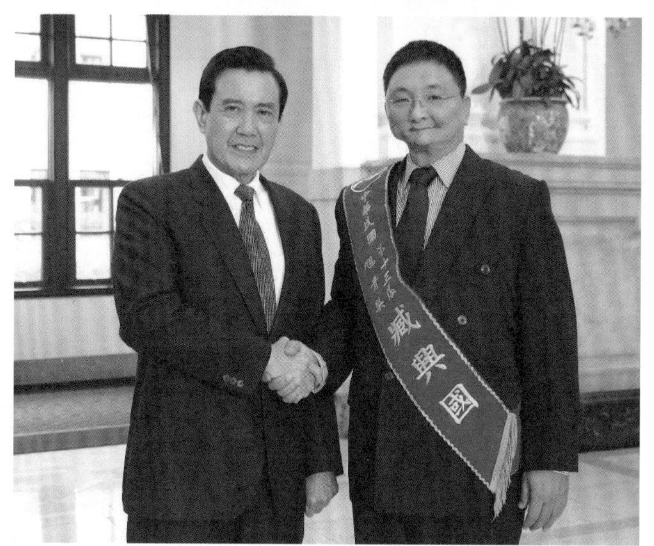
臧興國

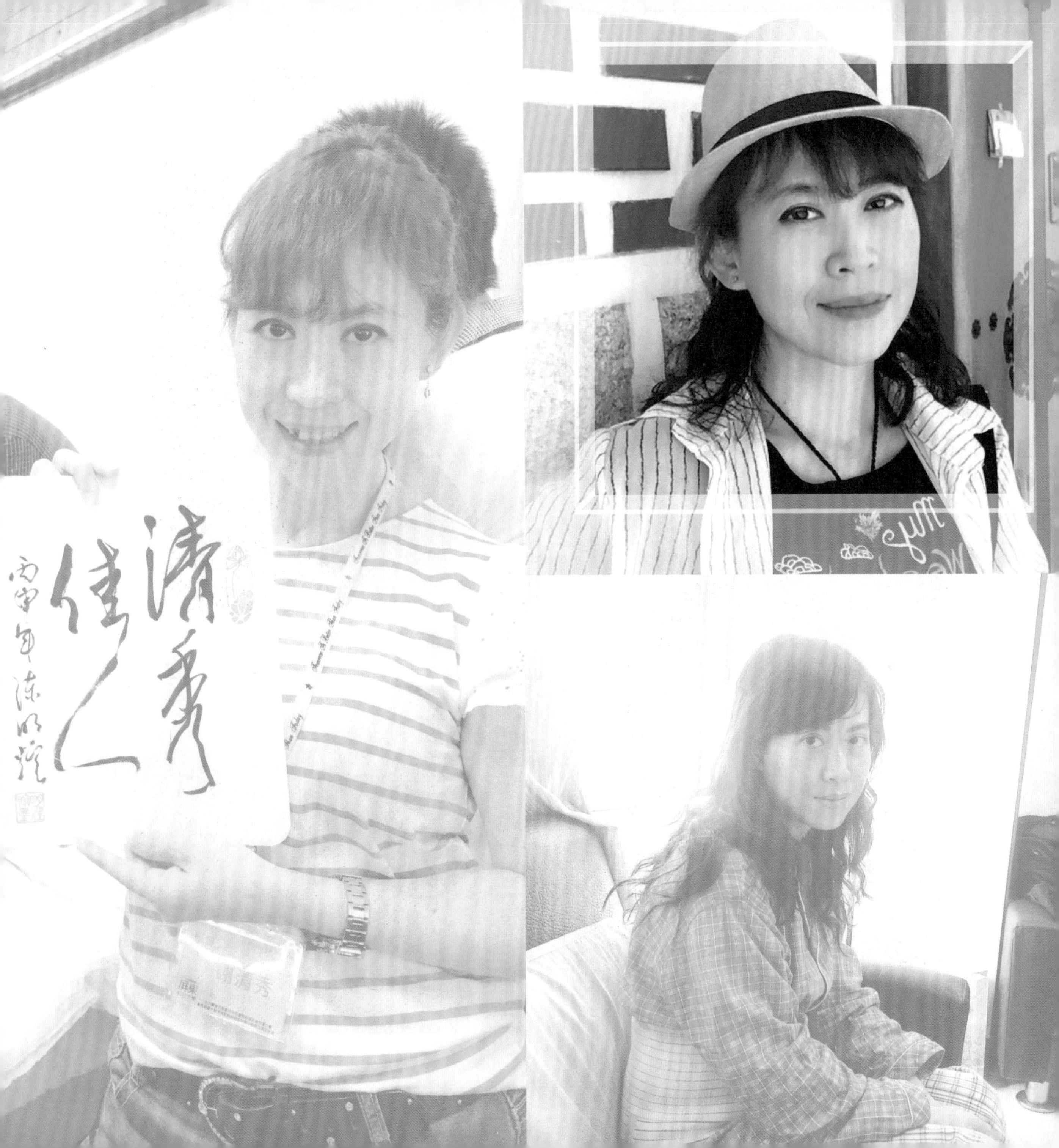
清秀佳人

06

髮藝人生，延續愛的力量

不要悔恨過去，憂慮未來，只要專注現在

——謝清秀

卵巢癌第一期C
診斷時間：101年12年

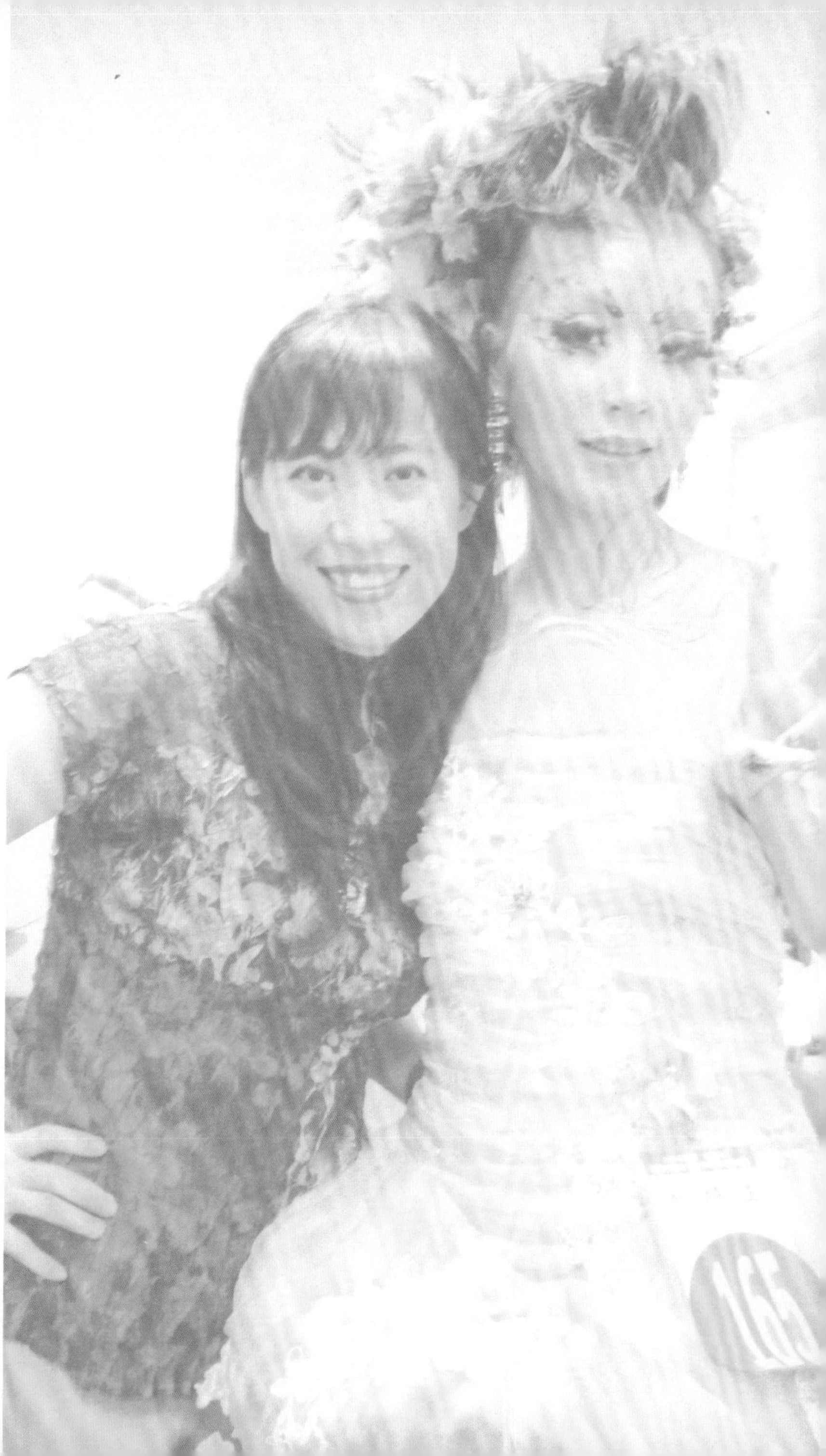

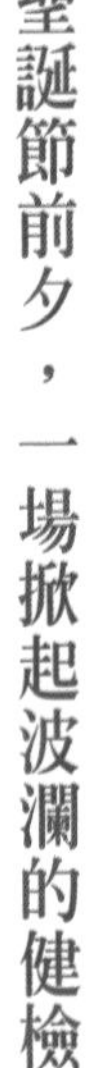

聖誕節前夕，一場掀起波瀾的健檢

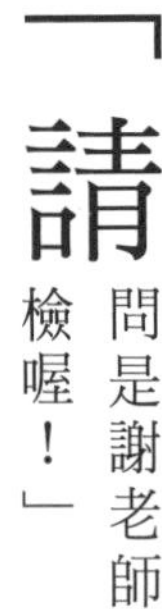

「請問是謝老師嗎？妳的癌指數偏高，請立即到院複檢喔！」

「終於輪到我了嗎？」腦海閃過這個念頭。

二〇一二年底的學校健檢，未等報告寄發，醫院那端即來電話通知，抱著有點恐懼和不安的心情，前往教學醫院接受進一步檢查。

經醫師判斷，應該只是水瘤，可用腹腔鏡手術引流處理，一向拚命三郎、做事講求效率的我，認為小手術大約三日便可回校上班，馬上聽從建議安排隔週手術，期望療程不要影響學校期末考試；入院前一天還參加女兒學校的運動會，留下全家最開心幸福的畫面。

不料，手術過程引流出的組織，經冷凍化驗證實為惡性腫瘤，在別無選擇的情況下，先生簽了子宮、卵巢、輸卵管和淋巴的切除同意書，不知經過多久的開刀時間，全身佈滿管子的狀況下，只能含糊呻吟喊痛，伴隨著佛經梵音和哭泣吵雜聲。

「完了！我想我應該死了吧？手術失敗了嗎？」

「難道這就是死亡前的彌留狀態？心裡有了最不願意接受的打算……」一大堆雜七雜八的思緒像亂碼般在腦袋瓜裡不斷湧現。

我在極度的痛感中逐漸清醒，直到第三天才從醫護人員得知——準備進行化療，了解到事情的嚴重性。

來不及做任何心理準備的情況下，被迫從心理反應模式中會經歷的否認、憤怒、討價還價、沮喪，直接跳到接受階段。因為長期過度操勞身體，為實現預設的理想目標，把一人當三人用，身體其實早

3　2 1

1、生病中，最沒有負擔的髮型。
2、生病中，關關難過關關過。
3、親愛的爸爸，我們要一起加油！

已出現警訊，反而認命地直覺，終於輪到我了。

命若髮絲，柔軟而又堅韌

每一次　都在徘徊孤單中堅強
每一次　就算很受傷　也不閃淚光
我知道　我一直有雙　隱形的翅膀
帶我飛　飛過絕望

——《隱形的翅膀》

選手性格的我，這次要面對的是自己體內的壞細胞，不服輸的信念，讓我在兩天內馬上恢復鬥志，決定好好正面迎戰。

唯一幸運的好消息，因卵巢癌不易發現，通常出現徵兆後幾乎都是中末期，因此，我等於撿回了一條命，只要勇敢接受化學治療，一定可以恢復健康。

化學治療首要面對的，是無法進食和身體的不適感，我用筆記紀錄每天的疼痛部位和疼痛指數，到第四次治療後，已經可以掌握面對即將不適的抗衡法，並用以考驗自己的耐痛力，每當熬過一關，就安排個踏青小旅行激勵自己。

「我相信有一天還會重回講台，把抗癌故事分享給更多人！」所以為何不在頭髮掉光之前，嘗試變換不同髮型？於是，從長髮剪到短、再從短剔到光，光頭後再開始收集各種頭巾和帽子，享受另類的時尚感。

發揮美髮造型的專長，反而成了化療過程中，帶來新鮮且充滿樂趣的事了。

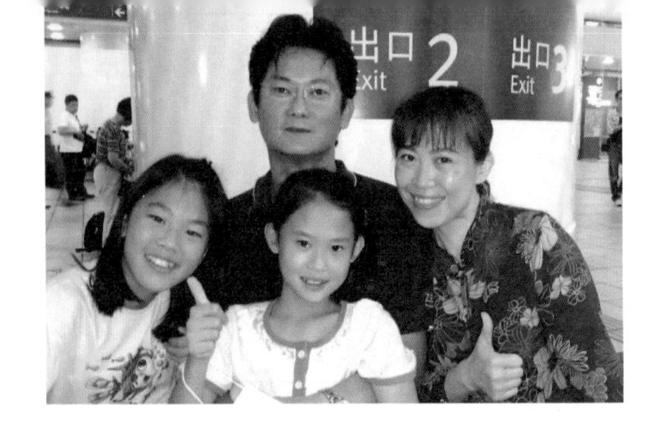

3 2 | 1
4

1、生病前每週五會帶女兒到高鐵站接先生回家。
2、我是個對什麼都有興趣、都想嘗試的好奇寶寶。
3、生病前受邀參加福州表演造型秀。
4、一家人最喜歡到處走走。

從不擔心以光頭亮相示人，也不害怕異樣眼光，反而希望有人直接問我，就能順便宣導「健康檢查」、「早期發現、早期治療」的觀念。

命若髮絲，可以堅韌，也可以柔軟，如同「隱形的翅膀」帶我飛過絕望，找回希望，這場病讓我更加重視對人的關懷，以及對生命的尊重。

最值得的是，我感受到滿滿的人情溫暖，包括我愛的人、愛我的人，我們不再羞赧地張開手臂，給彼此緊密且溫暖的擁抱，那種不需言語即可達到情感的交流，成為我們表達關心的最佳方式。

把病交給醫師，把心留給自己和家人

在經歷第七次住院治療時，當時因血球數降到九百以下，住進隔離病房，醫院同時發出病危通知。

父親低頭俯身，幫我擺好病床下的拖鞋後，一言不發地步出病房的身影，最令我感到不捨。

我深切的感受到，不會表達情感的父親當時的揪心，也因此在娘家休養期間，平時節儉的父親總是大器地買最好的食材，請媽媽幫我料理，然後再撿食我嚥不下的剩菜，做為他的下一餐，就在我做完最後一次化療，返院做檢查的那天，父親竟然就倒下去了。

嚴重的腦栓塞差點要了他的命，歷經急診室和加護病房十天的緊急救護，以及整整一個月接續不斷的醫療和住院配套事宜，讓我立即由病人角色轉為看顧者。

媽媽在受到我和爸爸生病的雙重打擊下，也引發嚴重憂鬱症，這是我覺得人生最黑暗的時期，我寧可身體病痛也不忍讓父母來幫我承受，但我卻做了最不孝的行為，沒有照顧好自己，反倒拖累老人家。

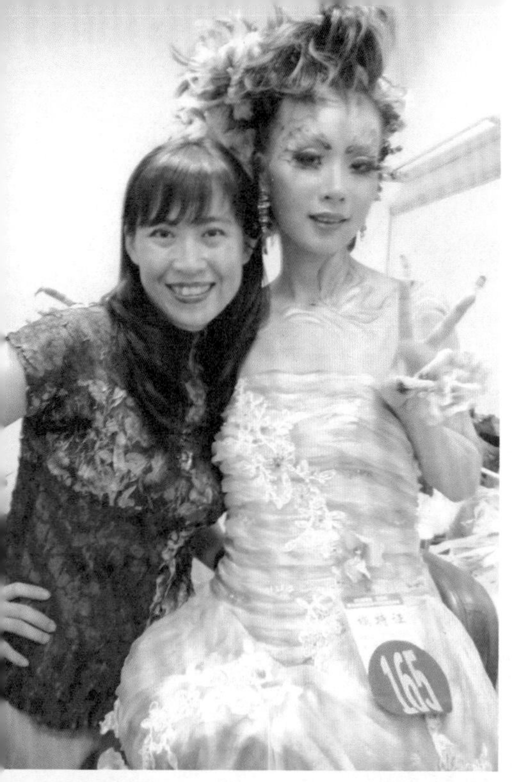

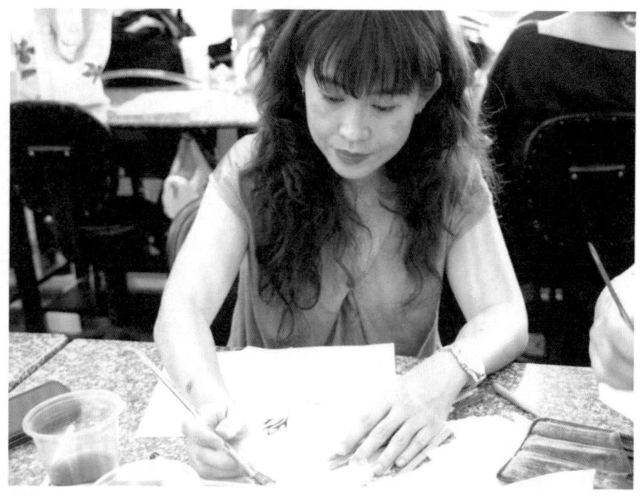

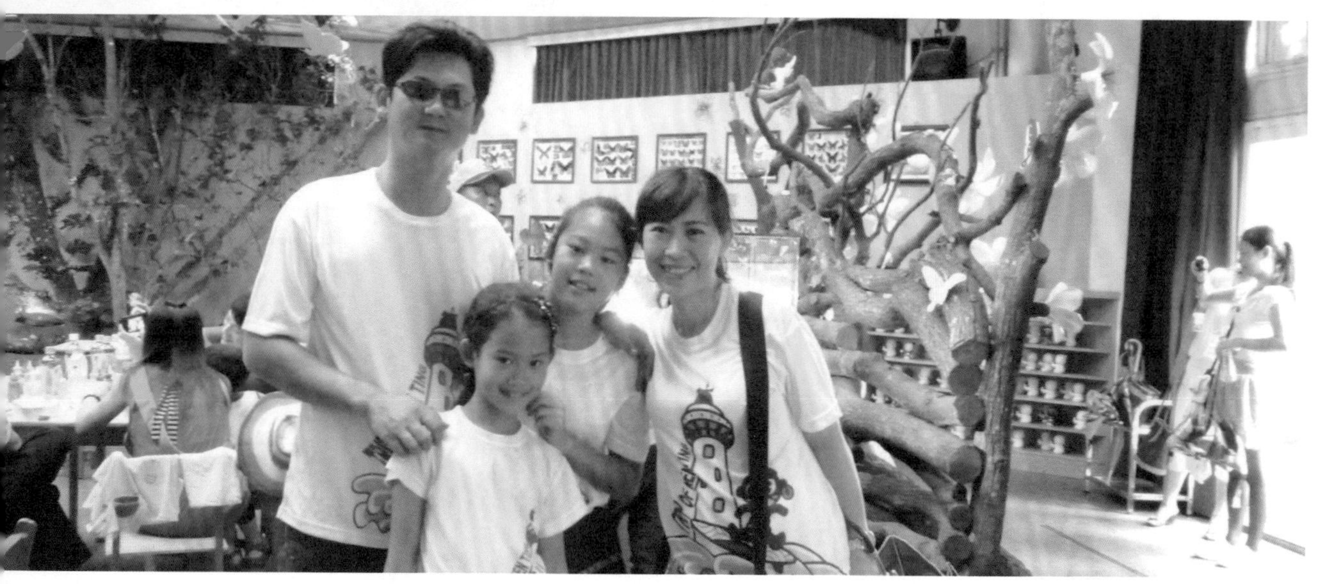

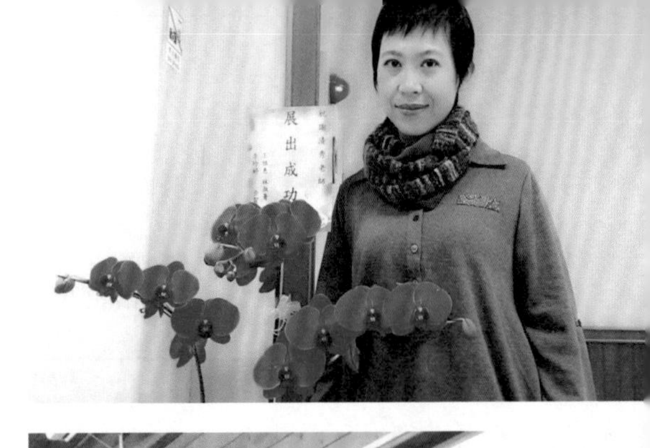

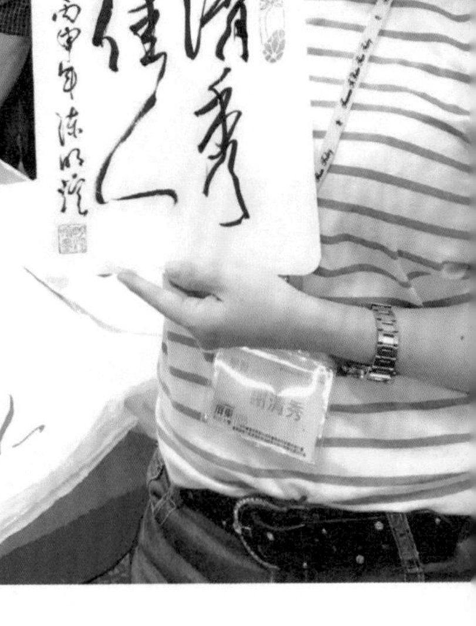

1、生病後，於屏東縣文化處舉辦個人髮藝創作個展。
2、生病後，相信樂觀，就能陽光普照。
3、手勢代表著六次化療的數字，及抗癌必勝的決心。

因此，我深深感到健康就是盡孝。病，可以交給醫師；心，則要留給自己和家人。

有妳在的地方，不用點燈

「生病就去看醫師，好好治療就會康復！」

發現罹癌時，兩個女兒，正值小三和小六的國小階段，對於生死沒有太複雜的概念。此時，兩個女兒化身「小小護理長」，監督準時吃藥和提供按摩。

曾經擔心經歷化療，恐會面對光頭無毛的過程，小女兒竟天真的安慰我：「媽媽，這樣我們家就可以很省電哦！只要有妳在的地方，都不用點燈呀！」

令人莞爾的童語，同時也提點了我，只要有我在，就要有陽光。

「妹妹還小，需要媽咪照顧，我已經長大，可以學著照顧自己！」

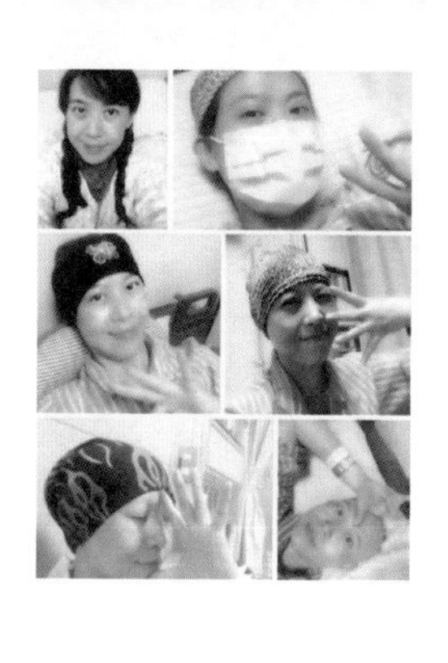

大女兒為了減輕上學接送問題，貼心地決定申請國一住宿，就這樣堅毅地在學校度過，未出現青春叛逆期。

兩個孩子從未在我面前掉淚，反而更積極正面地鼓勵我，小女兒更曾經代表學校參加社區繪畫比賽，以「我的媽媽是勇者」為主題，獲得第一名，雖然我頂著稀疏的初生髮上台一同領獎，心中卻充滿了驕傲。

這一路走來，最感謝的人就是先生，感謝他從以前到現在無微不至的呵護，平日在新竹工作，於連續六次的化療過程中，向公司申請整整半年事假，無時無刻陪伴，提供實質生活照護和內在心靈的鼓勵支持。

「伴侶就是用來作伴、共患難來的，愛不用說出口，從手心溫度就可以感覺到。」

內斂和穩重的他，幫我平撫所有的情緒起伏，有他在，就是一種天塌下來，也會先由他頂著的安全感。

順應上天的安排，這一段期間成為我倆難得共處的幸福時光。我想，這應該就是摩羯座的浪漫吧！

落髮的轉化與重生，延續愛的力量

剛開始為了轉移因化療產生的身體不適，參加了「台灣癌症基金會南部分會」舉辦的相關課程，包括氣功、瑜珈和琉璃等，一次因癌友覺得配戴的假髮不舒服，便主動協助修剪，接著幫忙將基金會的假髮全部整理過，因親身經歷假髮的需求，所以更能同理每一頂假髮配戴者，對於髮型樣式及舒適感的要求。

1

3 2

6 5 4

1、2、6、謝謝一路扶持和照顧我的先生和兩個女兒，給我無比的勇氣與力量。
3、成功大學工設所的小馬研究團隊，開啟了我更寬廣的視野。
4、化療期間非常感謝親切又耐心的主治醫師。
5、最疼愛我的爸爸。

生病不可怕，尤其有同伴互相打氣時，會更具有勇氣面對，那種同舟共濟的正面能量可以克服種種困難。

此系列以人生經歷過的黑暗潮為腳本，記述著生病期間對痛的對抗與轉化，以柔軟精敏的觀察力為度量，用低調狂烈的情感為創作能量，使用材質為真髮，大多以創作者化療期間掉落的髮絲為主，竭盡勾勒形塑個人潛藏的視覺語彙，用以呈現生命的轉化重生的深沈感觸。——【琉璃髮畫】系列作品的設計動機

過去的我，曾以國家選手身份代表台灣，參與國際技能競賽，榮獲世界級銀牌獎。之後便一直不斷研究，如何將美髮實務與藝術美學結合，即使剛經歷過一場大病，將化療期間掉落的髮絲，結合創作成髮畫系列作品，以「從轉化到重生」為策展主題，藉由髮絲彎曲柔韌的線條，詮釋人生經受的無常和淬鍊。

不少癌友藉由這場髮藝展覽，轉移身體的痛楚和情緒的低落，也有人觀看髮展之後選擇放下傷痛，這種雙向的反饋，令我感受到情感的延續！

原來轉念，就能重生。

這一年的病假，當作上天賜給我的長假，目前的我，除了回到大學的教學工作，也利用時間繼續修讀工業設計博士班，希望未來能幫助更多可能發光發亮的孩子。

相信生命中的每道難題，都包含著一份禮物，只待你打開它。髮藝人生，將帶領我們找回愛的力量。

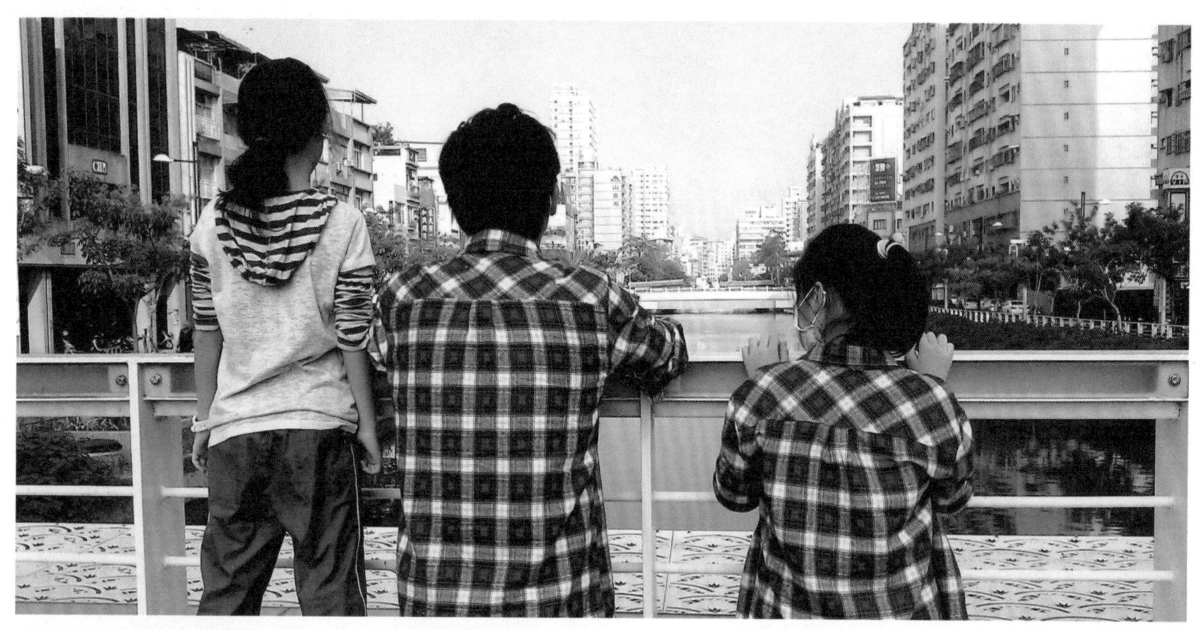

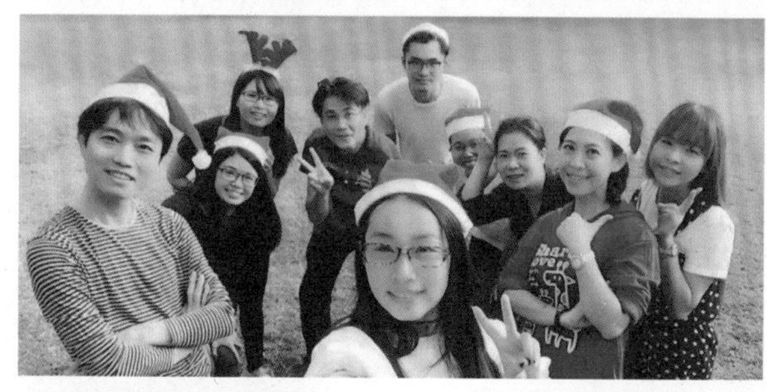

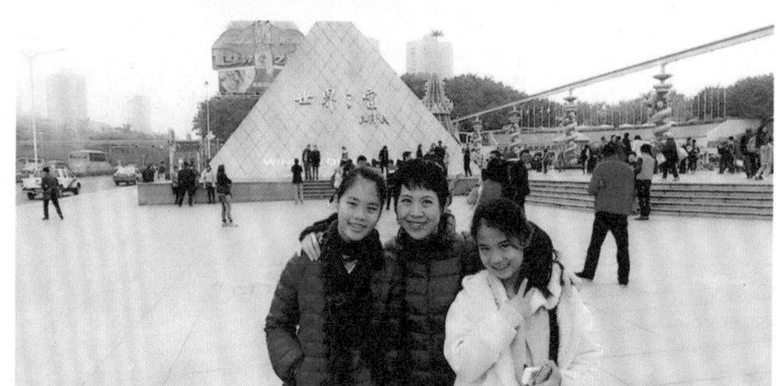

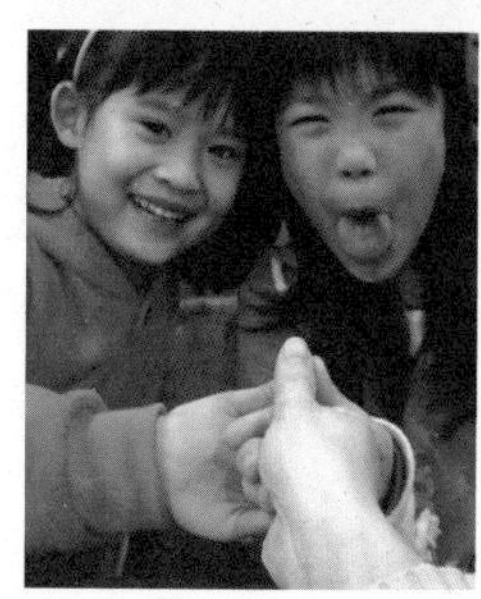

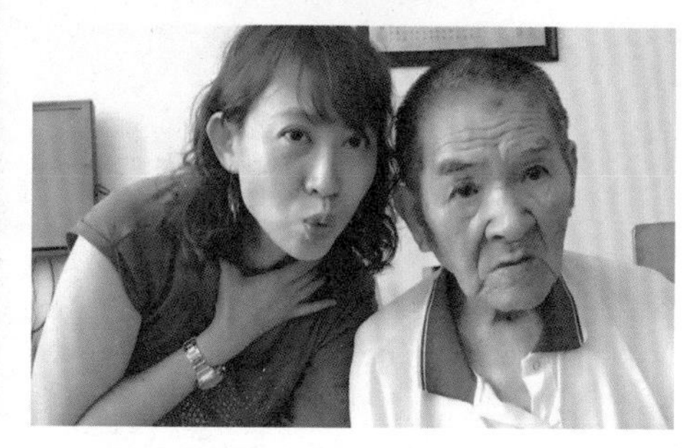

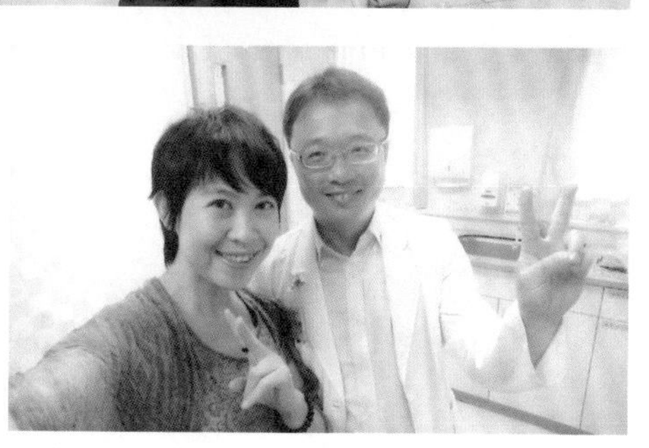

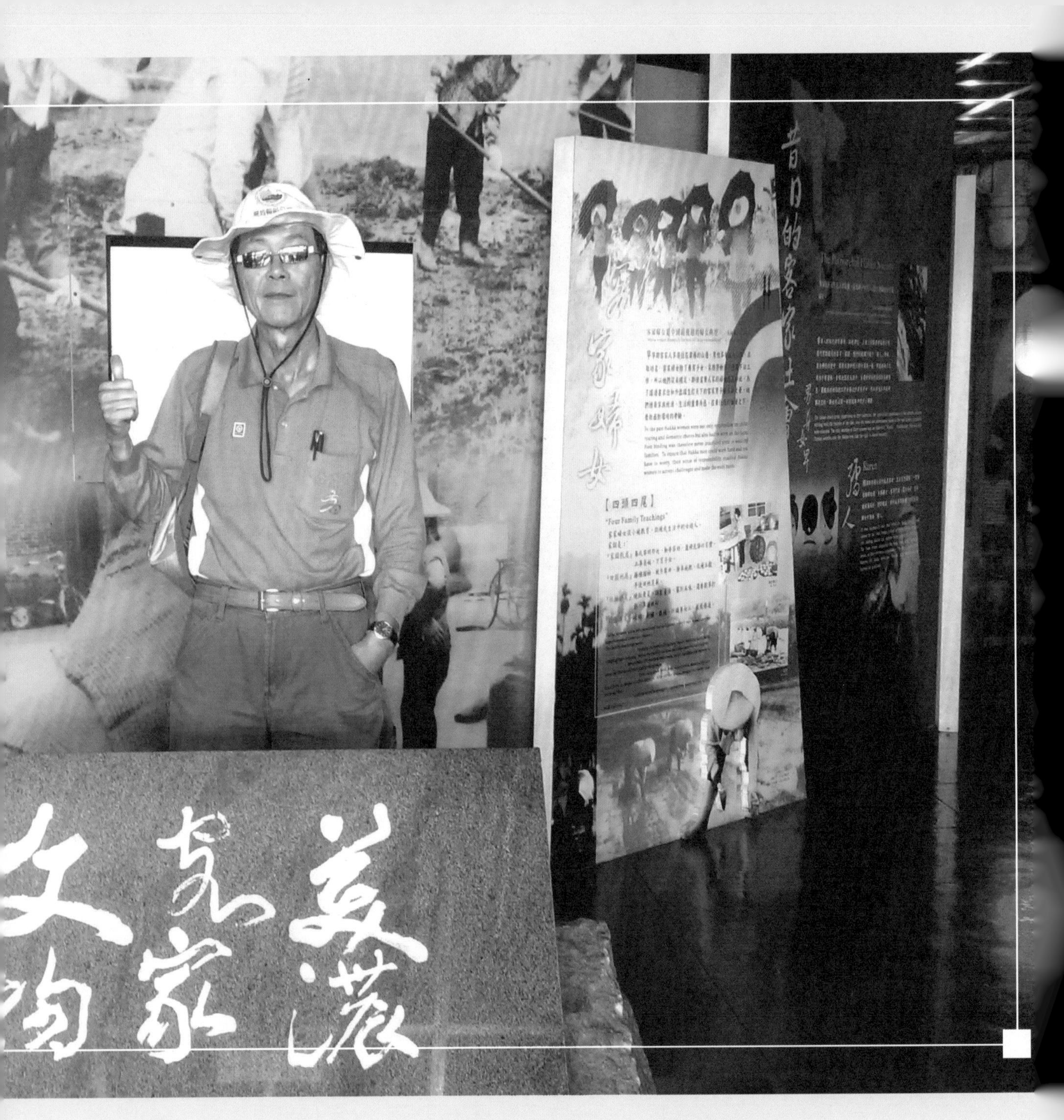
美濃
客家
客家婦女
【四頭四尾】
"Four Family Teachings"

07

走向生命的凱旋之路

有健康的身體，才有彩色的人生

——王有光

大腸乙狀結腸癌第四期合併肝肺轉移
診斷時間：98年9月

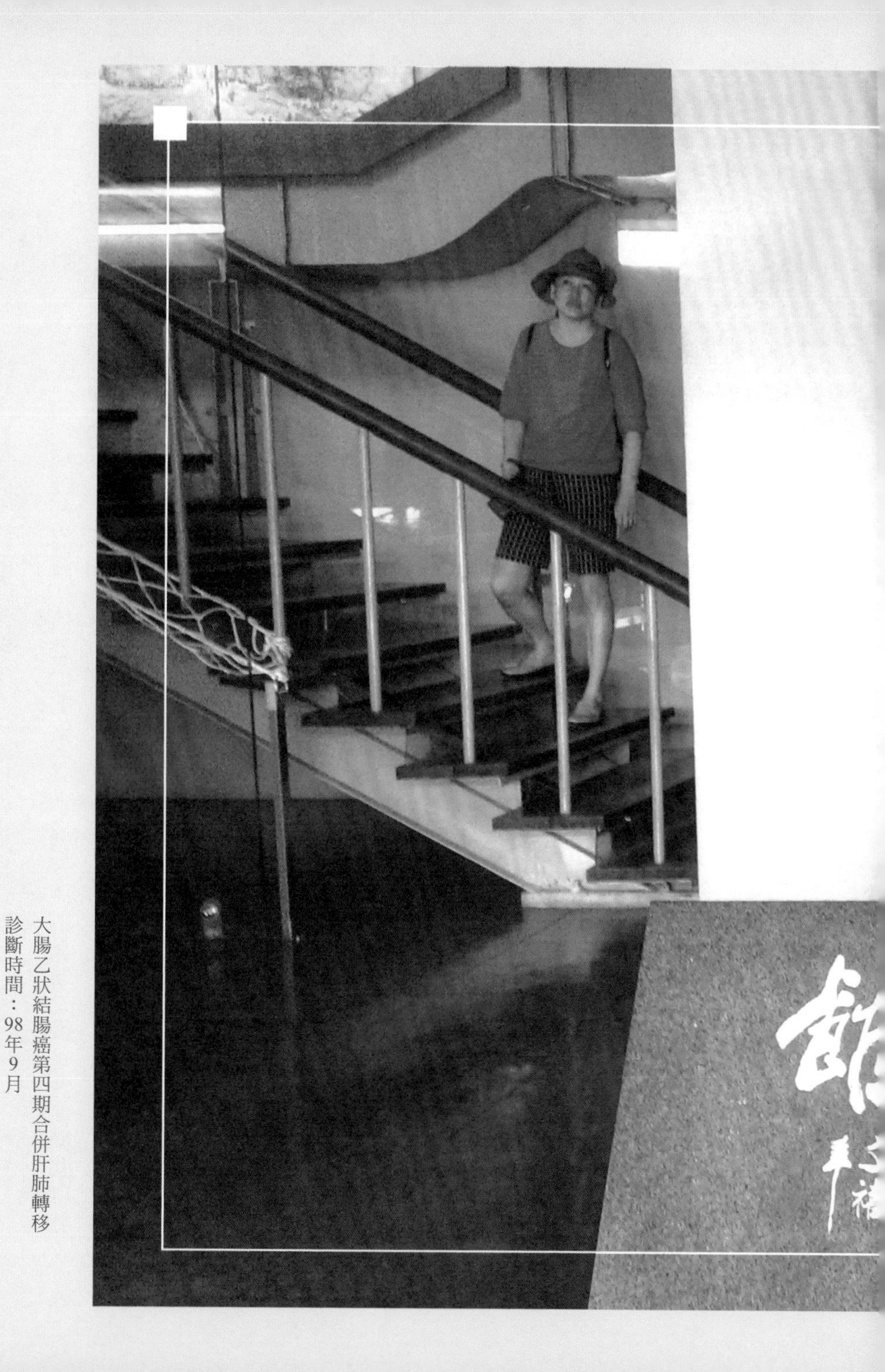

3 2 | 1
4

1、與遊艇合影。
2、3、4、維持運動、出外散心，從生理、心理鞏固健康。

海上男兒，遇上身體的險灘

「各位旅客，我們即將搭乘交通船出海，祝福您有段美好的遊港之旅……」

服務於輪船公司的我，幾乎與海為家，一路從基層船員晉升到船長，到過三十幾個國家和港口，無形中訓練自己上知天文，下知地理，在海上漂泊四十餘年，可說比起在家的時間還長。

往往一出海，旅客們的安全，全繫在我的股掌之間，身為船長的我不得不專注航線，顧全大局，但拍岸的浪濤，彷彿訴說著——遠方有無數驚奇，等待著勇敢航行向前的人們。

那份遼遠壯闊的視覺震撼，都令我湧起無比的感動，能夠藉此周遊列國、開闊眼界，也是我熱愛此份工作的最大原因。

然而，這段冒險之旅，卻在無意中撞上了險礁。

二〇〇九年九月底，我在海上工作期間，突感身體不適，從胸口延伸到肚子都很痛，上廁所卻無法排便，這時看到血液從肛門一直滴出來，差點痛暈過去，強忍著疼痛，趕緊搭車前往高雄附醫掛急診，接著通知也是資深護理師的女兒。

經過大腸科主治醫師王照元的診斷，確定罹患——乙狀大腸癌第四期，醫師馬上安排隔天中午開刀。

彷佛經過漫長的航行，等我被推出手術室醒來，已經晚上八點，這時我知道已經度過了第一道風浪。

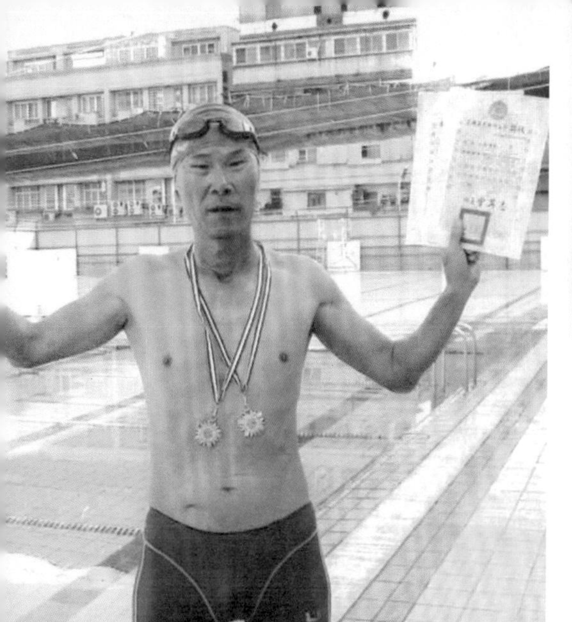

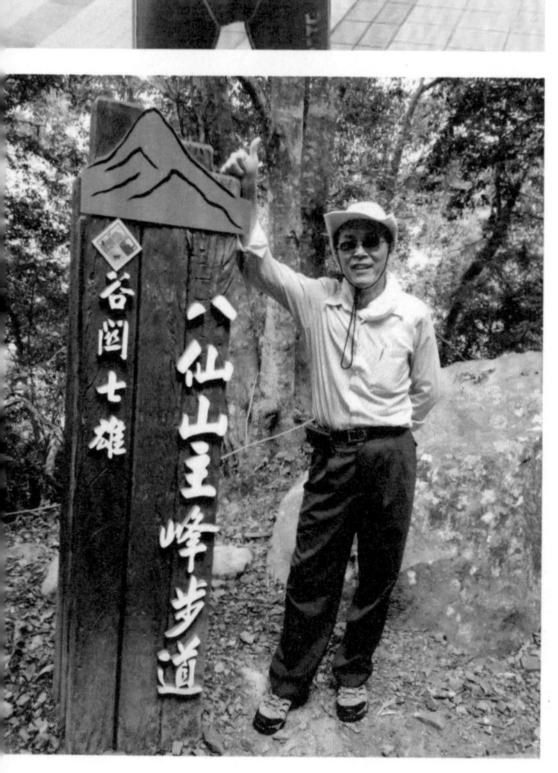

從輪船到病床，幾度風雨

「吃得好嗎？有沒有下床走動一下？」

視病如親的王照元醫師，總在巡房時表達關心之意，開刀後，還需接受標靶藥物控制癌症。經過了六次化療，併發了掉髮、皮膚紅腫、食慾低落、體重減輕，甚至吐出膽汁等副作用。

結束療程後返家休養半年，認為體力已經恢復，再次申請回公司上班，單位也非常體諒地分派較輕鬆的工作，後續只要定期回診即可。

自此開始留意飲食，避免生食、紅肉，多吃魚、新鮮蔬菜和水果，養成營養均衡，每天走路運動的好習慣。

恢復上班後的半年，一次員工體檢，超音波發現肝臟有三顆腫瘤，進一步確認癌細胞轉移至肝臟，且經切片診斷為惡性腫瘤，必須立即開刀。一開始得知轉移，沮喪地自怨自艾，繼而念頭一轉，可能是上天給予的考驗，只好坦然接受。

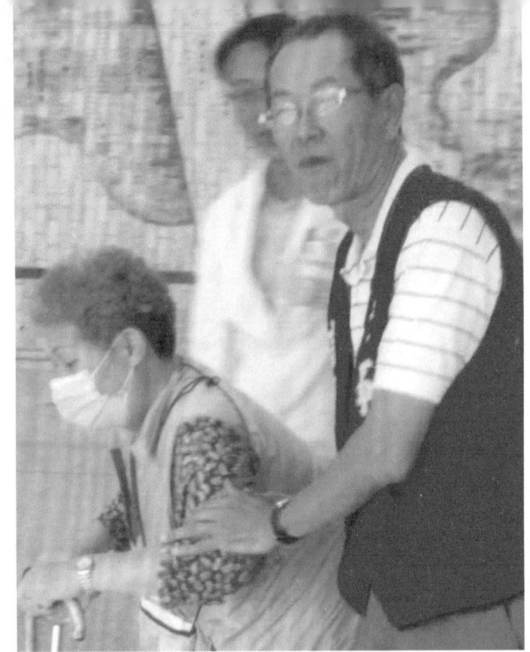

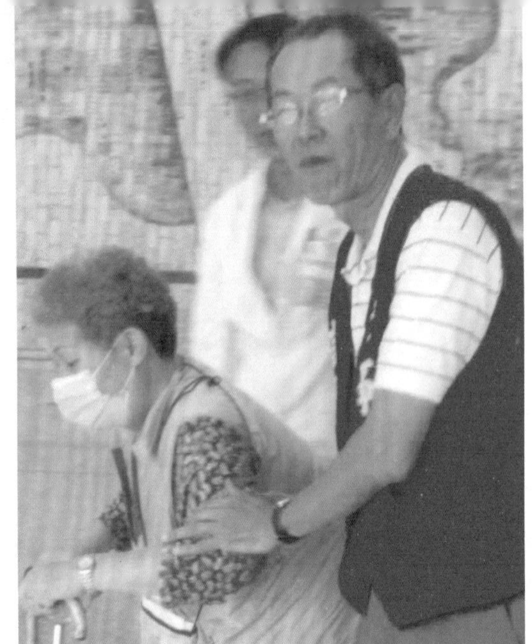

二〇一二年八月初，女兒幫忙安排之下，再一次回到高醫，歷經長達七個小時的手術。

術後一樣住院化療六次，然而痛苦程度卻加倍，幾度風雨，只能咬牙苦撐，病床上突然有感而發：「人的一生何其短促，離不開生老病死苦，也就是佛家所言的世道輪迴……」，也許是大痛大苦之中才能領略生命，學會捨得，明白放下。

「歡喜做，甘願受。」結束治療的日子，毅然決然選擇向公司申請退休，我走出了另外一條道路——當志工。

生命掌舵者，高醫三進三出

「王先生，你的肺部疑似有一個四公分左右的腫瘤！」

大概經過一年的時間，在凱旋醫院擔任志工的同時，於每年接受例

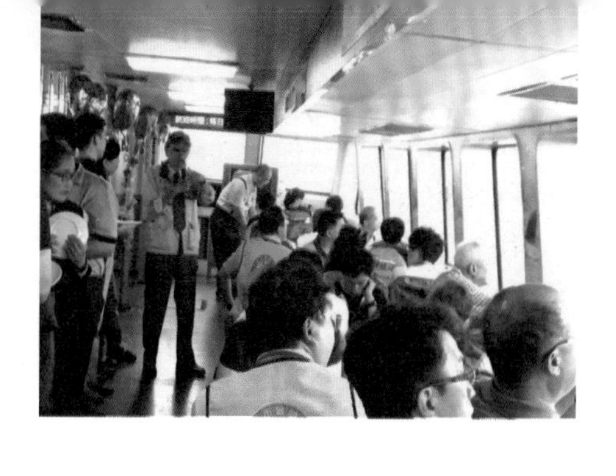

3 | 1 2

1、擔任醫院志工，為需要幫助的人盡一份心力。
2、3、服務輪船公司，擔任船長工作。

行性肺部X光檢查中，平常不抽菸的我，卻再度檢驗出腫瘤，讓我非常震驚。

「不抽菸，並不代表不會得到肺癌。」胸腔科洪仁守醫師告訴我，經過化驗，確定癌細胞又轉移至肺部，我將面臨第三度住進高醫病房。

四次化療後的再次掃描，癌細胞並沒有消滅，身為藥師的大兒子和醫師討論後，決定轉院至台大腫瘤科外科，進行內視鏡顯微手術，切除四公分的腫瘤。

感謝大兒子的明智決定，讓我度過危險期；儘管在高醫三進三出，並轉進台大醫院進行手術，以及將近十五次的化療，可說幾經波折，卻因為一股猶如航海般的恆心及毅力，支撐著我，遠離病痛。

「老爸，您就安心養病，其他瑣碎的事，交給我辦就好！」

養病期間，孝順的兒子對我說的一番話，猶如一劑強心針，女兒也經常到病房照料，充當特別看護，讓我明白生命的掌舵手上，不只有我一人，還有我的家人。

「老伴，你要好起來，我們再一起遊山玩水……」由於太太也曾從事護理工作，白天忙完家事，晚上則準備麵線、魚湯，送到病房給我補充營養，慢慢地恢復了體力，我答應她，我會趕快康復，實踐諾言。

凱旋之路，陽光依然燦爛

「退休後的生活，一切還愜意嗎？」

「盈盈嘸代誌啦。」

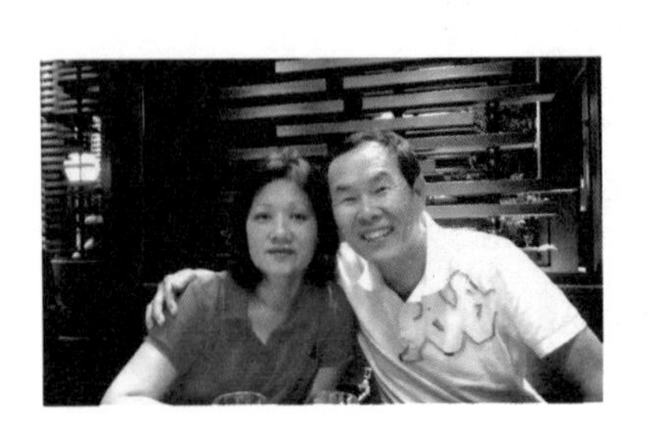

4 2 | 1
5 3

1、開心外出聚餐。
2、走出戶外，放鬆身心。
3、在凱旋醫院擔任志工。
4、參觀美濃客家文物館。
5、在塔塔加欣賞神木之美。

有天接到前公司主管來電關心，我笑著回答無事一身輕，因此他邀請我回去當海洋導覽志工，我馬上就答應了。

海洋，是我一生的志業，能夠回到熟悉的地點，我當然萬分樂意。同時，我也應徵高雄凱旋醫院的志工，希望能轉移目標，忘記疼痛。

現在的我，已經抗癌超過六年了，為了持續恢復健康，每天固定繞運動公園走路一小時，靠運動及心理建設，走出新的凱旋人生。

除此之外，我還在長青學院修習英、日文會話、太極拳和交際舞等，增添生活的色彩，假日則帶著老婆和朋友一起休憩遊玩，偶爾爬爬山，訓練體能。

我相信任何健康的人，都不願意在人生旅程經歷到「癌症」，早期如果聽到醫師的宣判，不管哪種癌症，都將令人痛不欲生；隨著醫療科技的進步，癌症已不再是絕症，但最重要的還是自己能否轉念，發揮個人生命的價值。

我相信，只要走在正確的航道上，就能戰勝癌症，雖然持續回診和服用化療藥，只要信心不減，保持樂觀積極的進取心態，風雨過後，前方陽光將依然燦爛。

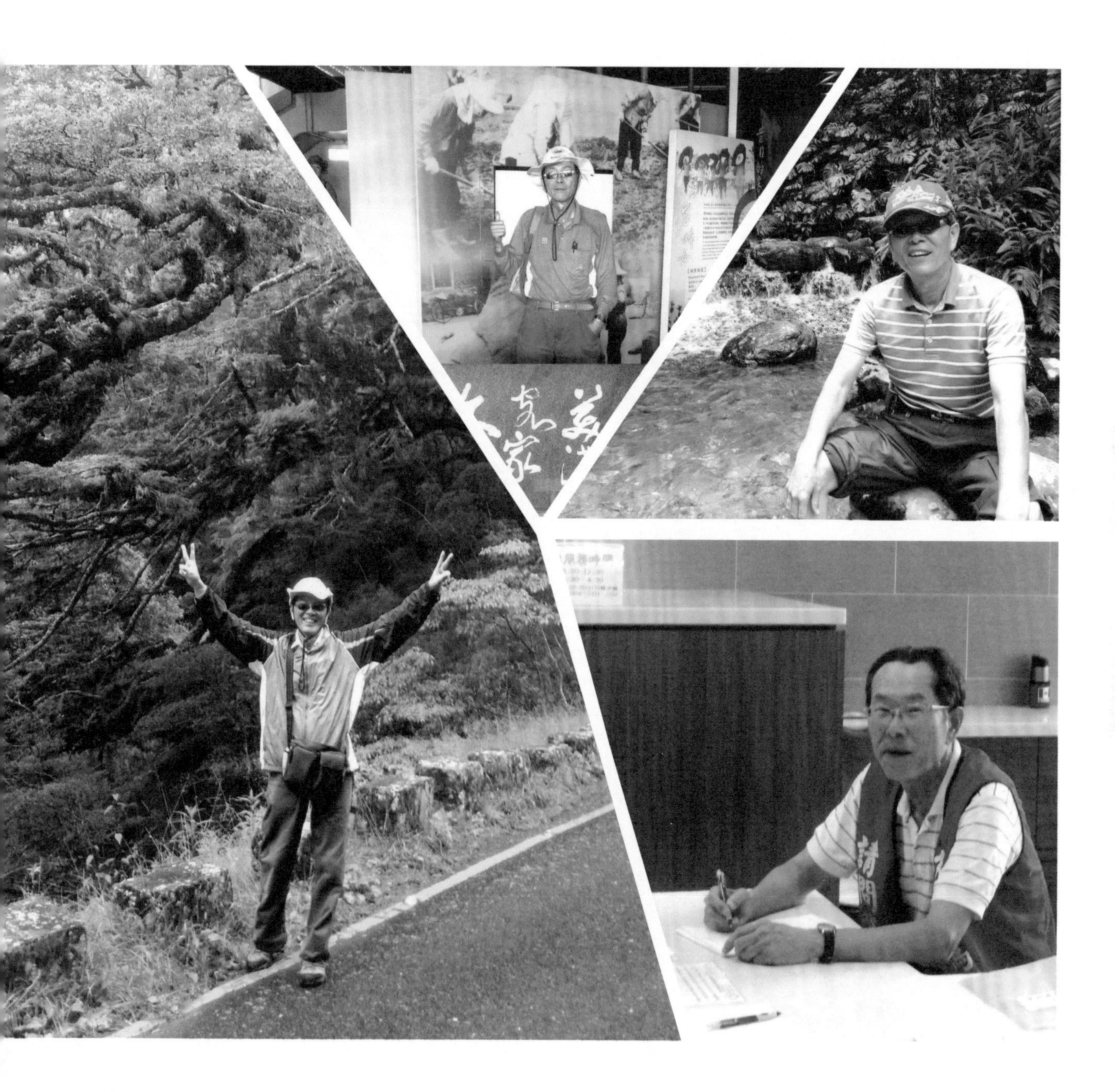

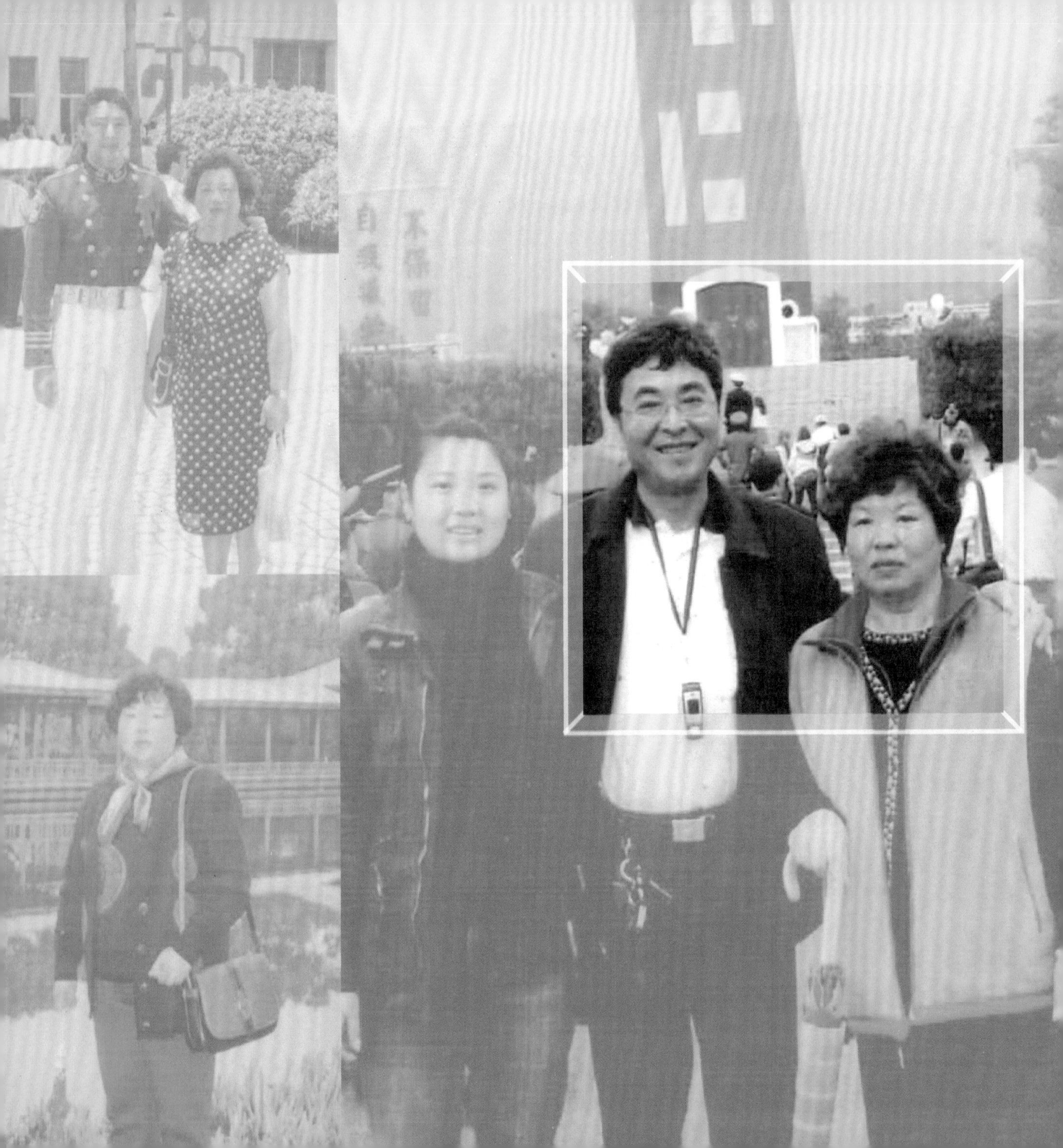

08

慈愛傳家，熱情的分享者——吳俊菊

面對癌病，戰勝它，爲自己多爭取一點生命的權利

大腸癌第三期／子宮頸癌／乳癌
診斷時間：99年、102年、104年

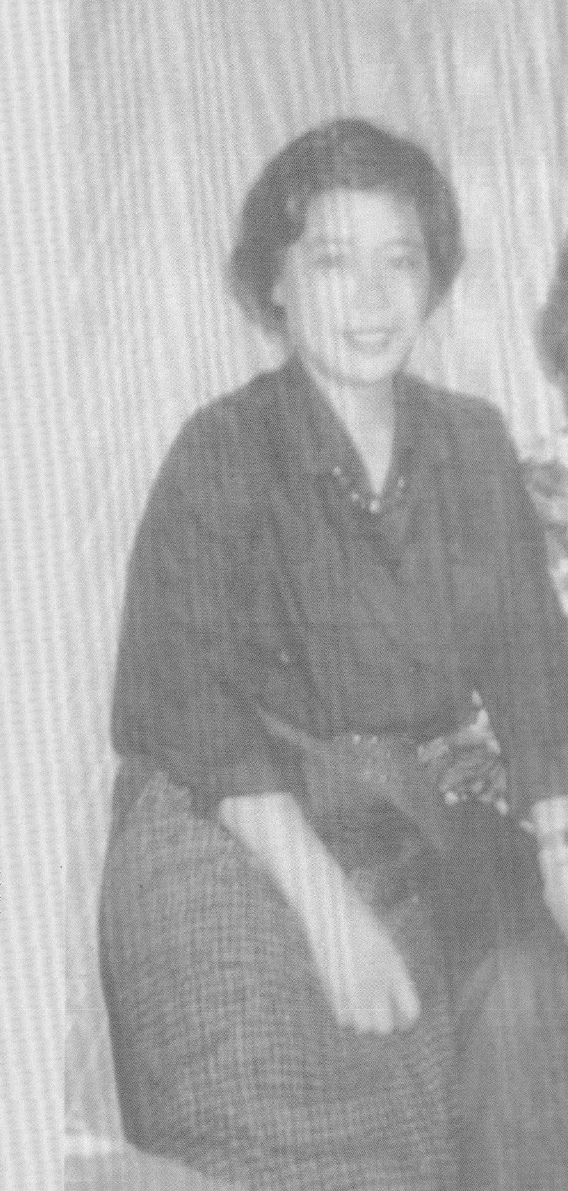

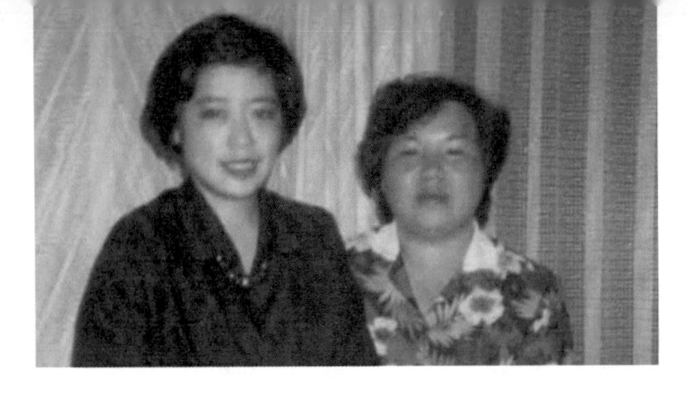

1、年輕時赴美西旅遊，與朋友合影留念。
2、么兒就讀政治作戰學校，適逢校慶擔任實習旅長。
3、么兒赴鳳山中正預校就讀，南下參加懇親會。

熱心性格，分享自己生病經歷

「身體還好嗎？有沒有需要幫忙的？」

「啊，小聲點，生病不要給人家知道啦！」

「我告訴妳，不要害怕，要盡早檢驗、盡早治療……」

我的個性，說好聽點，就是喜歡幫助別人，用另一種話來說就是很雞婆，只要住家附近有誰生病、心情不好，都會找我聊一聊，把我的經驗分享給對方。

有時候和鄰居聊天，我告訴他們：「生病為什麼不說？要說出來，人家才知道幫你，提供意見！」鼓勵生病的鄉親要勇敢接受治療。

生病不是什麼丟臉的事，我不怕別人知道，幾次開刀、住院、出院回家後，雖然因為過去中風的關係，走路仍是一拐一拐，就算帶著助行器仍堅持出門。

回想還不到五十歲就中風，那天在家裡突然覺得頭昏，先生將我送往醫院檢查，再轉往大醫院，就說要馬上開刀，開刀後昏迷指數只有三分，整整兩個星期，家人都以為沒救了，之後醒來了，右手、右腳無法動彈，不能說話、不能吃東西。

「手已經可以抬這麼高了喔？」鄰居不相信地望著我。

「要靠自己啦！」我笑笑地回應著。

等到出院，除了定時前往醫院復健，仍到住家後面的公園用單槓練習抬手，直到現在都還是自己動手洗衣服，不用洗衣機，就是為了

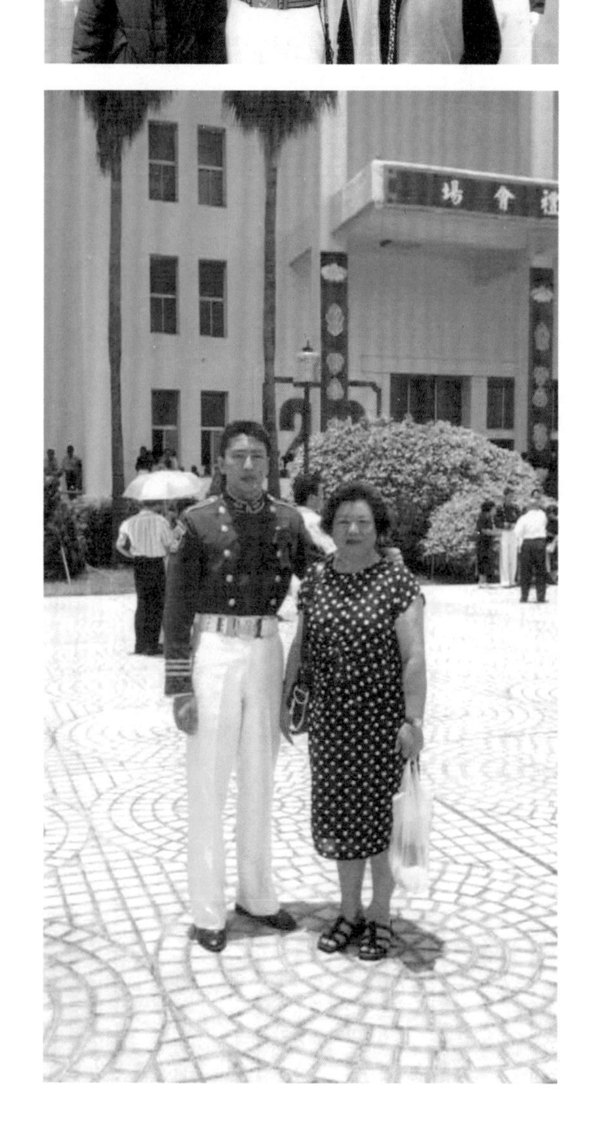

運動手部肌肉。

癌病近身，接二連三的打擊

「太太，妳的糞便潛血報告是異常的！」

「我沒有便秘或肚子痛的症狀，平時又不喜歡吃肥肉，怎麼會呢？」

時間回到二〇一〇年，當時衛生所的護士小姐來家裡訪視，好心地介紹糞便潛血檢查的重要性，配合做了檢查，沒想到報告結果異常，再度前往醫院進一步檢驗，確診為大腸癌第三期。

「為什麼是我？我的命怎麼那麼苦？」第一時間的反應，真的是無法接受，然而想起爸爸也因大腸癌離世，是否和家族遺傳有關？「或許跟遺傳也有關係。遇到了，就要面對啦！」轉念之後，開始接受十二次的化療，以為身體就會再度找回健康。

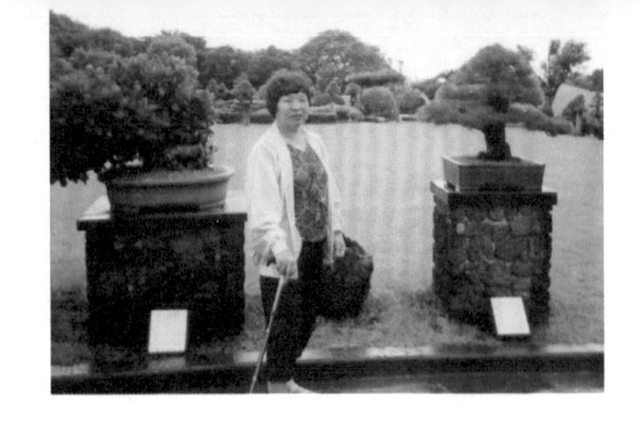

4 2 3 | 1

1、2、3、
即使行動不便，仍接受親朋好友邀約，走出戶外、迎向人群。
4、家人的陪伴，是對抗病痛的最大動力。

只是，我從來沒有想過，接二連三的事件，會發生在自己身上……

二〇一三年，接受衛生所的四癌篩檢時，竟檢查出子宮頸癌；二〇一五年，剛好有乳房攝影車停在醫院門口，上前接受檢查，輾轉又發現乳房長了東西……。

「我已經哭不出眼淚了！」醫師本想安慰我，我只簡單說了這樣一句話，道出了內心的哀戚。

住院近半個月吃藥治療，直到現在，為了控制病情，維持穩定情況，每天早晚依然要吃兩次化療藥。

我想，應該很難再找到像我這樣「連續中獎」的人了！我也曾想，大概是自己上輩子所欠，不過，就像鄭醫師說：「妳是關關難過，關關過！」既然遇上了，就要勇敢面對，不管別人怎麼關心、照顧，最終還是要靠自己的毅力才行。

「偷來時間」，沒有什麼可以打倒我！

「媽媽，只要肯治療就有希望！」

「還好都在初期發現，可以得到控制。」

剛得知疑似子宮頸癌、乳癌時，只能搖頭嘆息，老二女兒心裡雖然同感難過，還是為我加油，我也從這些看似不幸的事件中自我安慰。

走過大腸癌第三期，一路到現在，好像已經從上天偷來了很多時間，似乎已經沒有什麼事，可以打倒我了。

「家裡的支柱，其實是妳，如果妳倒了，這個家就會散掉……」先生曾感性對我說著，無形中使我更加堅強，「讓我們一起面對病痛，戰勝它，等好了，再一起到處走走逛逛！」說著說著，眼眶不自覺

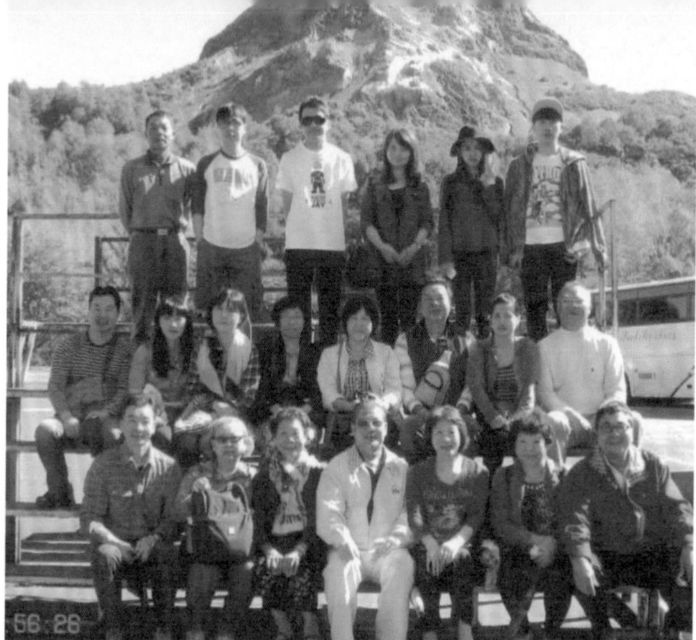

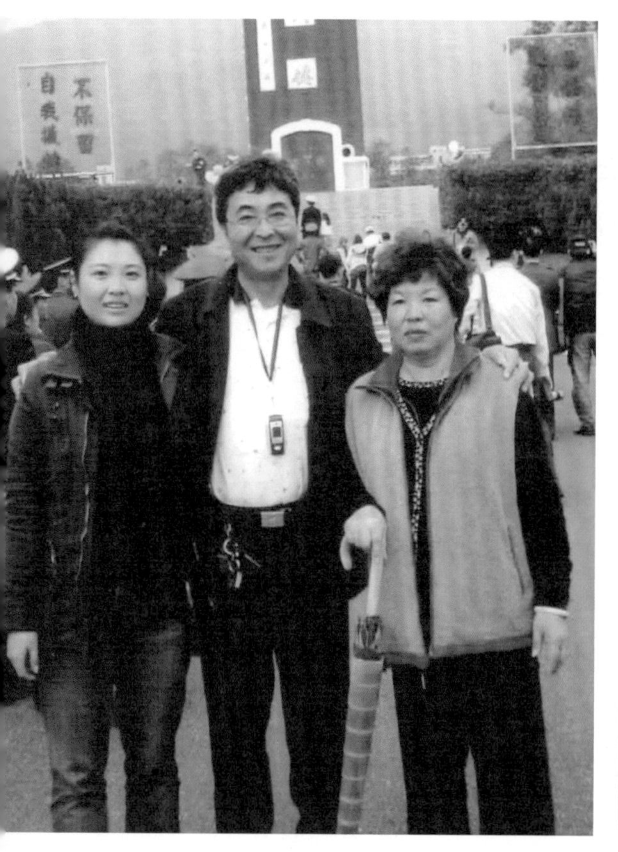

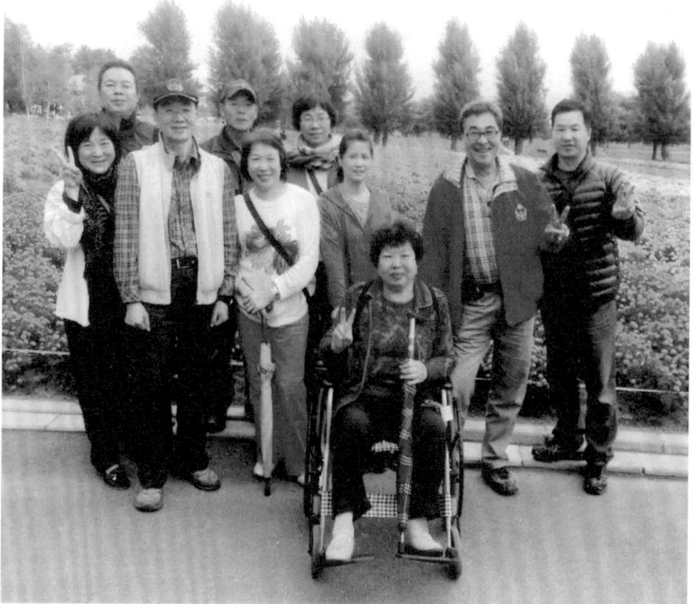

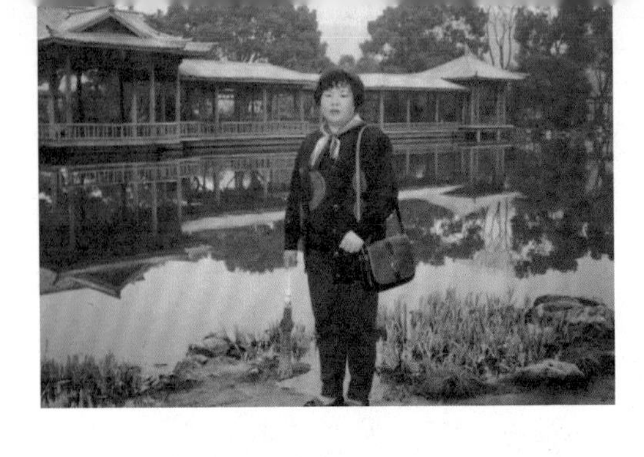

1、出遊留影。
2、與先生一同出國遊山玩水，他是一生的陪伴，也是最大的支柱。

紅了起來。

大兒子不擅言詞，接手家裡的土木包工業，時常跑工地，但都透過妹妹讓我知道他的心意；老二女兒，彷彿是我的專用司機，生病時竟覺得她更像「我的媽媽」，同時身兼家人的溝通橋樑；老三是職業軍人，雖然留守軍中，不常回家，偶而會打電話和我聊聊天，分享生活點滴。

其實，幫助我走過低潮的人，都是我的貴人，像是主治醫師——鄭智元醫師，除了給予治療之外，也提供心理輔導，包括後來的子宮頸癌及乳癌，都是鄭醫師趁我回診時，順道提醒我一併進行超音波檢查，才能即早發現異狀。

因為有家人和醫護人員的真心關懷，心靈的病痛遠離，身體的病痛，似乎也跟著慢慢痊癒。

公益延續，把愛傳給鄉鄰

「這個週末，來計畫旅行吧！」

「好啊，什麼時候？一起出發！」

不管年輕、行動不便時或罹癌後的我，只要有人約，我都想出去透透氣。有時候女兒都笑我，走過那麼多國家，這一生也值得了！

除了藉由旅遊放鬆身心，也本著熱心性格，投入志工行列，不管是衛生所、學校、老人文康中心等，甚至是參加有線電台的節目，都希望可以幫助需要幫助的人，也可以消磨一下孩子都不在身邊的空虛時間。

「我是為了我自己，為了愛我的家人而活，千萬不要害怕去醫院做

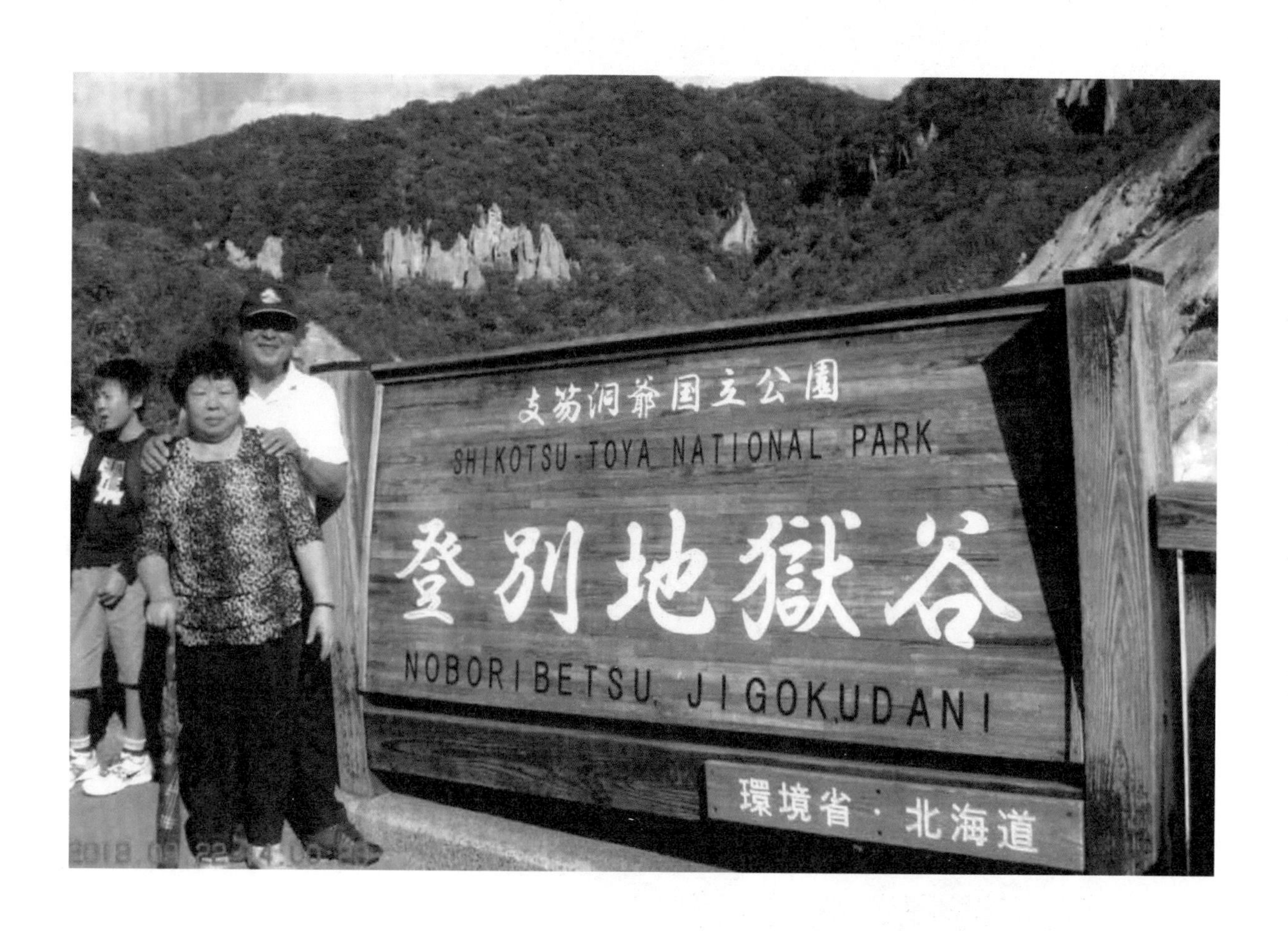
支笏洞爺国立公園
SHIKOTSU-TOYA NATIONAL PARK
登別地獄谷
NOBORIBETSU JIGOKUDANI
環境省・北海道

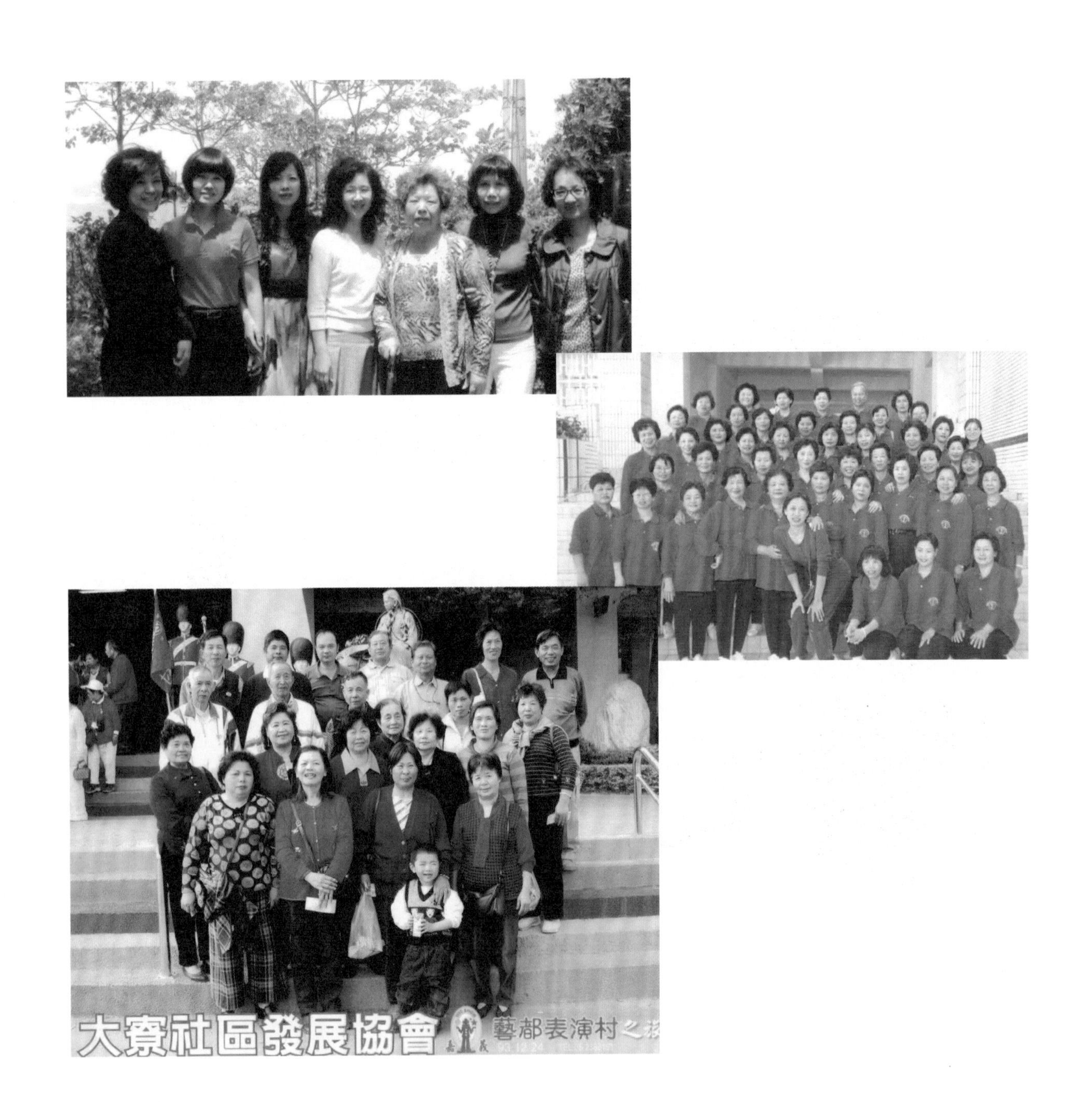
大寮社區發展協會
藝都表演村

1、2、3、
抱持著一顆熱情的心，走入人群、參與活動，鼓勵更多需要幫助的人。

檢查，現在衛生所都會舉辦活動宣導，或以明信片方式通知免費健檢喔！」我和身旁的朋友說著。

藉著活動宣導，我站上台說話，不在乎投射而來的異樣眼光，把心路歷程分享給大家，只為了一份生病後的深刻體認——如果沒有健康的身體，有再多的錢，也沒有機會享受。

生病之後，和先生商量共同成立「大湖鄉慈愛基金會」，使用山下便利商店收取的租金，提供鄉親急難救助的申請，幫助弱勢家庭，還有生病需要住院看病的醫療費，也提供貧童的學費和獎勵金。

癌症，對一般人來說，可能認為是絕症，但是，遇到了，就要勇敢面對。

親戚、朋友找我出去旅行，我也答應大家一起去；前陣子，媳婦生產，也幫忙坐月子，有太多的事可以做。

因為幫助人，讓自己覺得還是個有用的人，當自己快樂，別人也會跟著快樂！

因為能夠付出，就不怕失去。我願意以慈愛傳家，將這份熱情持續傳播下去。

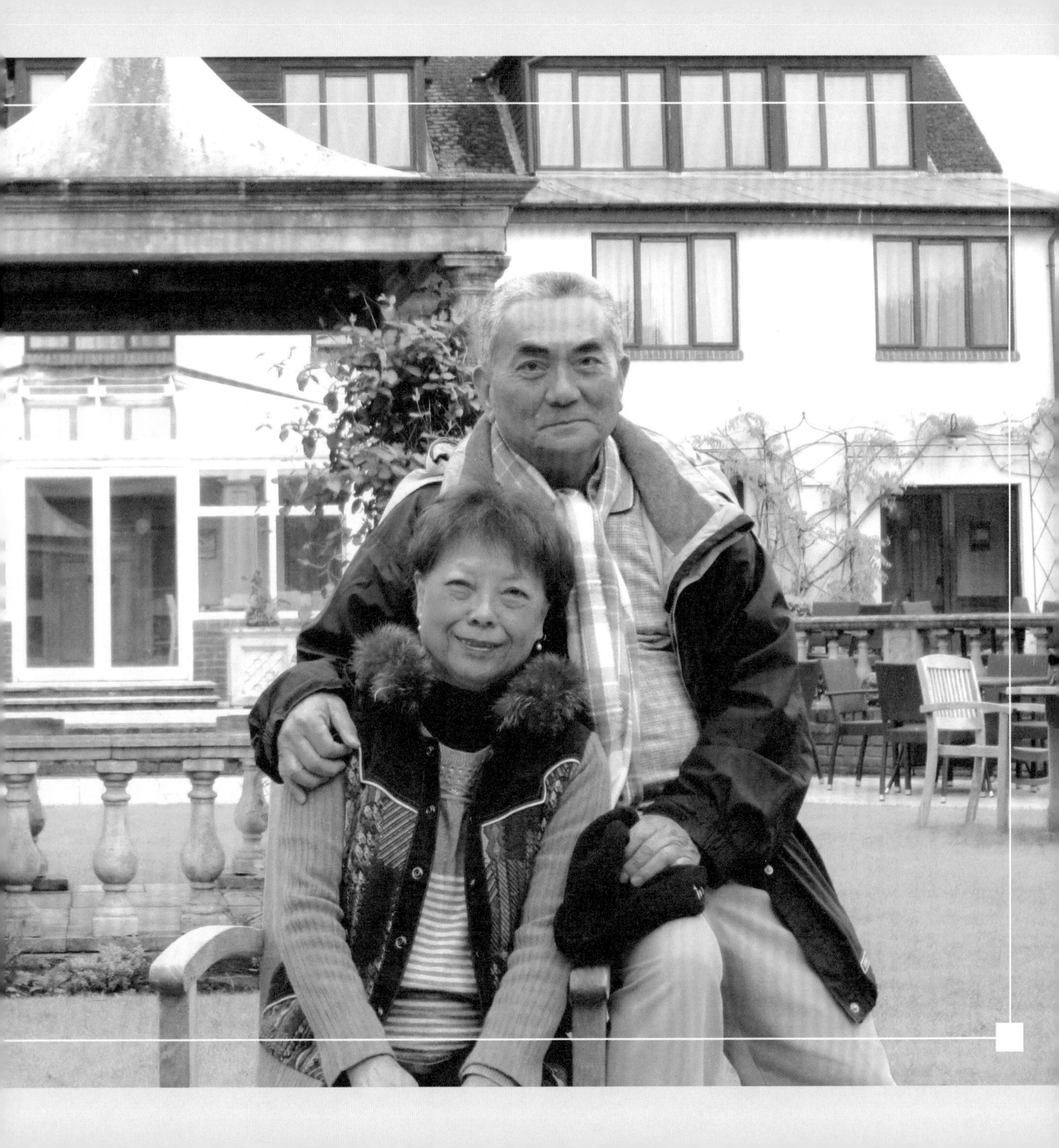

09

閃耀希望之光的木棉花——何淑貞

為愛我及我所愛的人，幸福、快樂過每一天

乳癌第二期末／鼻咽癌第二期
診斷時間：79年、104年

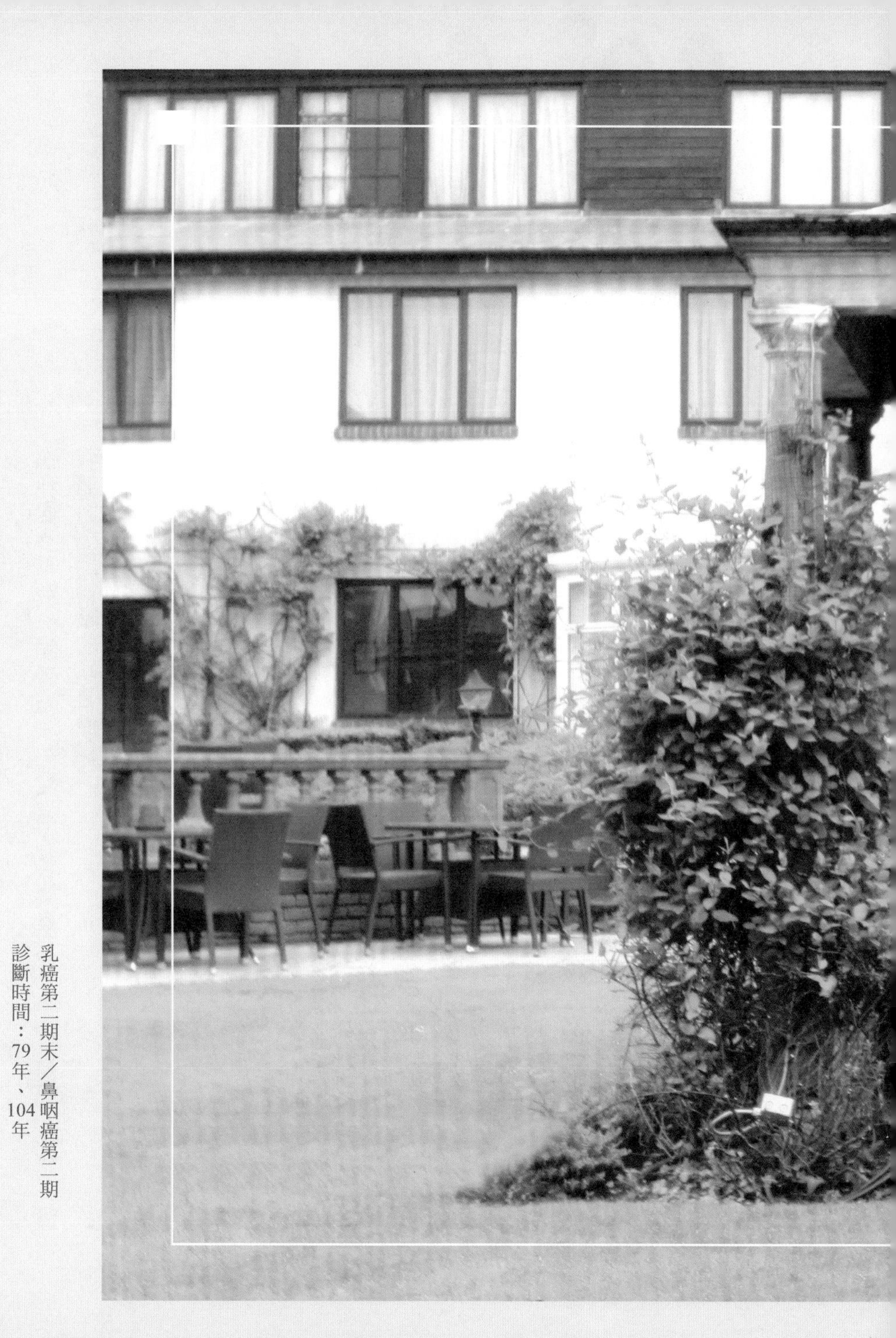

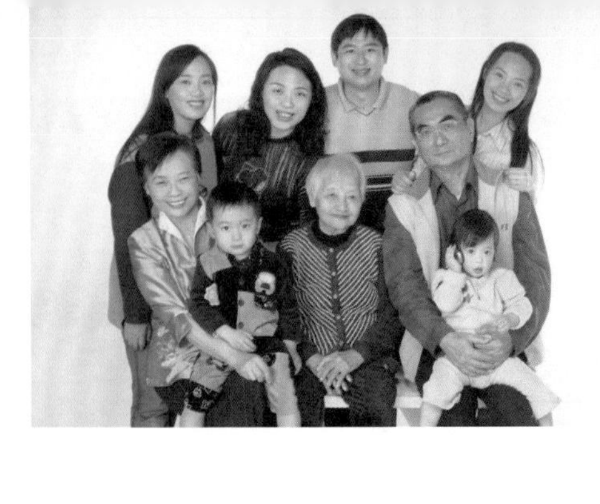

1、幸福一家全家福。
2、3、4、5、6、全家快樂出遊。

宣告罹癌的揪心之痛

二十七年前，四十四歲的我，當醫師宣告確診為乳癌第二期末，心情的驚慌失措，令我在走出診間的時候，已經淚流滿面，一回到家，忍不住放聲大哭，想著自己可能很快就會離開人世間，但孩子們才剛上國中和小學啊，沒有媽媽的日子，她們該如何獨立自主！那種揪心之痛，真是筆墨難以形容。

「我要多爭取一點時間。」我這樣告訴自己，秉持這樣的信念，讓我努力撐過後續的辛苦療程。

還記得在第三次化療後，因為同住屋簷下的小女兒感冒咳嗽，即便戴了口罩，也會盡可能隔離彼此，但由於我的抵抗力太過虛弱，還是被傳染了，那一次光是咳嗽，就咳了將近一個半月，增添治療的痛苦。

「媽媽！我的成績不夠好，當不了醫師，那我考護校，將來進入醫院服務，資訊多一點，也許多少可以照顧到您的身體！」當時二女兒正好要考高中，她對我說的話，依然溫暖地繞在耳畔，後來她真的就讀護校，拿了多項證照，也曾擔任護專講師，算是回應對我的承諾，使我深感窩心。

久久不癒的鼻塞，竟成癌症

「妳這是感冒啦，不用擔心！去外面拿藥——」二〇一五年五月，因久久不癒的鼻塞就醫檢查，耳鼻喉科醫師照了X光後，只說是感冒症狀，後來再找另一家耳鼻喉科看診，醫師照了內視鏡，進行切片檢查，竟驚覺是鼻咽癌第二期。

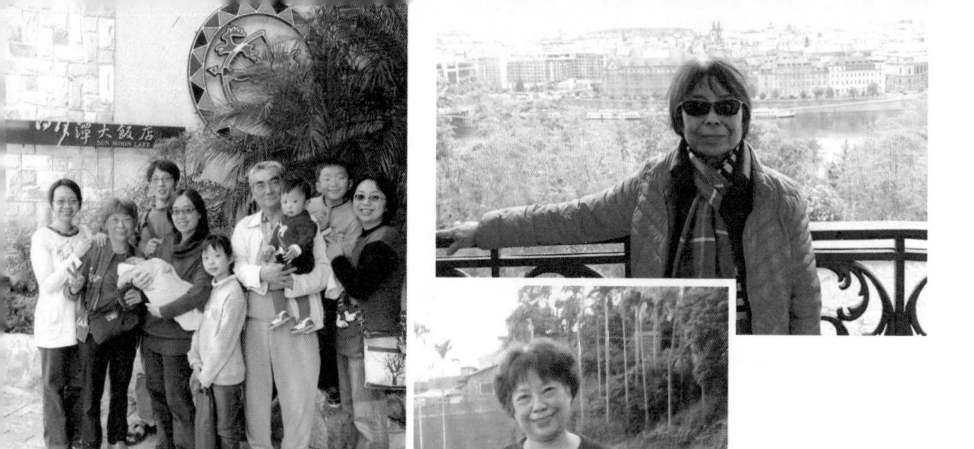

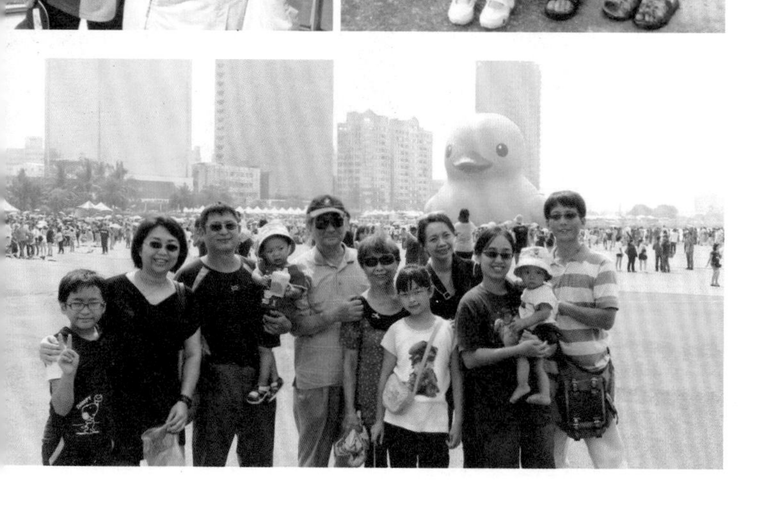

七十歲的我，癌症再次上門考驗，情緒上並沒有太大的波動，只把它當重感冒，實際的症狀也真的只有鼻塞。

此回心境能夠不同，是因為這些年來，透過在醫院擔任志工，看多、聽多，獲得許多醫療資訊，知道癌症並非無藥可醫，加上孩子都平安長大，甚至有了孫子，享受當阿嬤的福氣，已沒有未了的心願。所以在確診當下，只是默默的流下淚來，與陪在身邊的先生無言相對，而這也是在第二次罹癌過程中，唯一一次的哭泣。

經過四十次電療，四次高濃度化療，終於在十月中做完所有治療。雖然因電療而喪失唾液，多喝水就可以解決，味覺也在結束電療三星期後，自然恢復了。比較需要留意費心的，就是牙齒要天天塗氟，鼻子要天天洗，可以讓自己比較不容易感冒。

10 9 | 2 1
4 3
6 5
8 7

1、霧台鄉衛教宣導。
2、參加料理比賽，進入決賽。
3、單車環島至高雄站。
4、為登玉山的病友加油。
5、木棉花關懷俱樂部成立 20 週年慶。

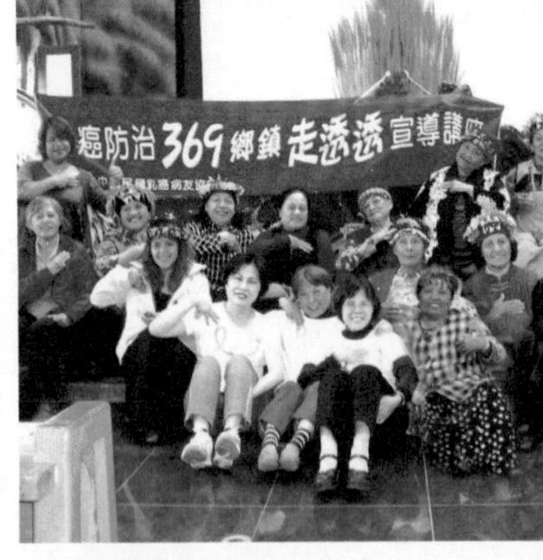

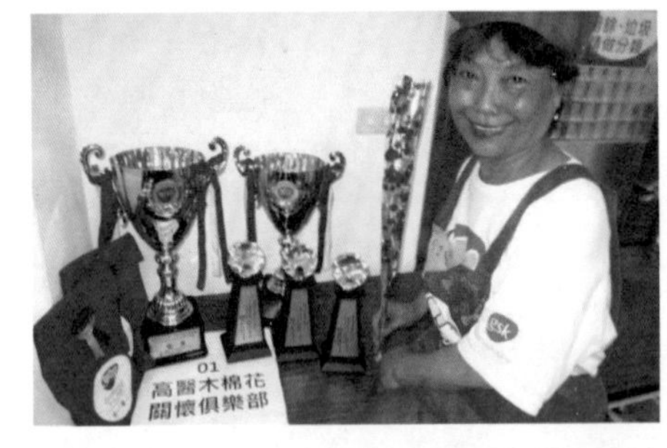

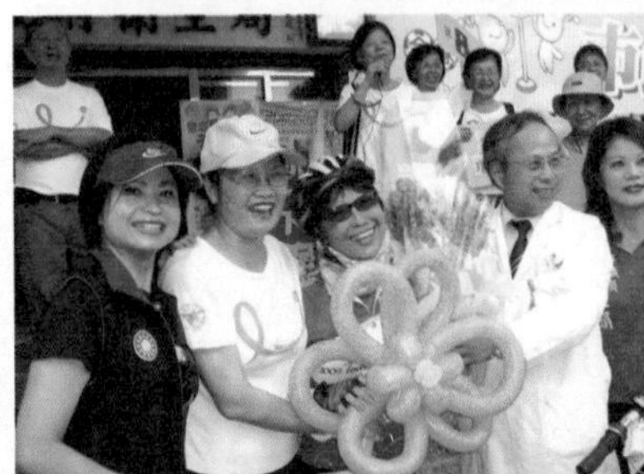

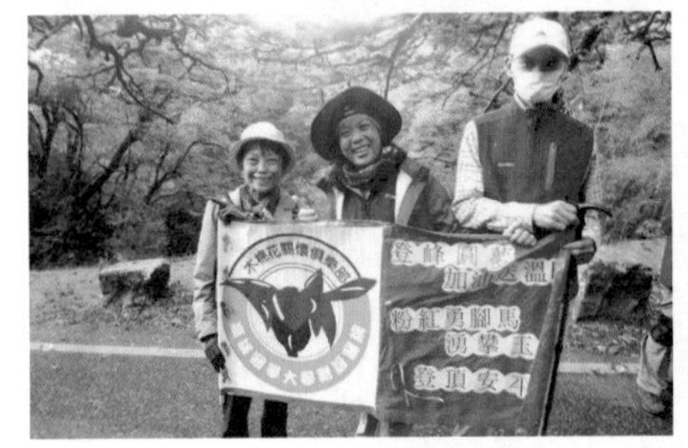

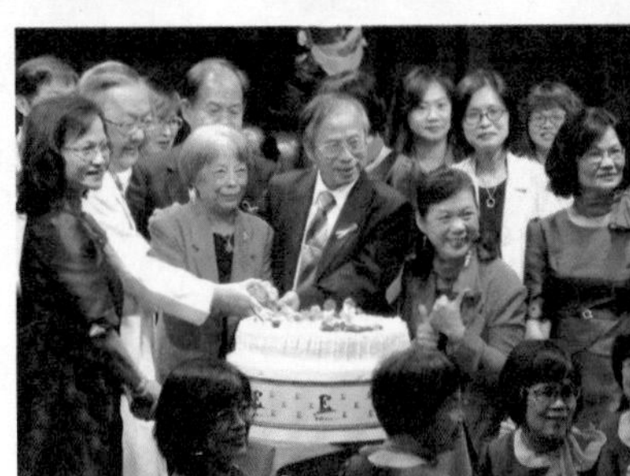

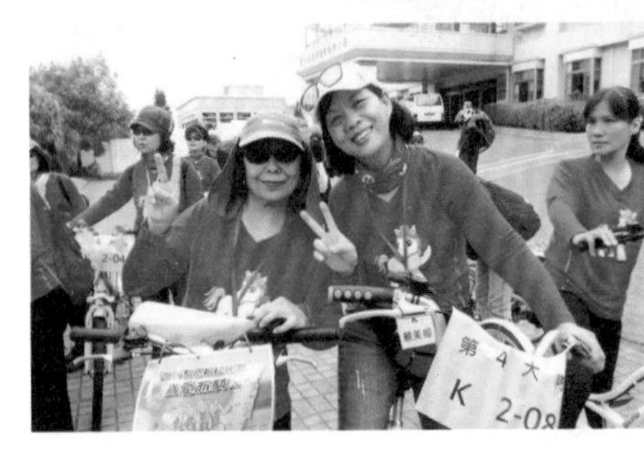

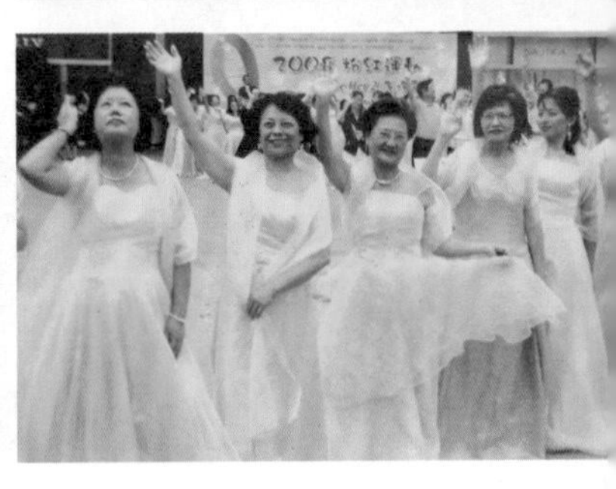

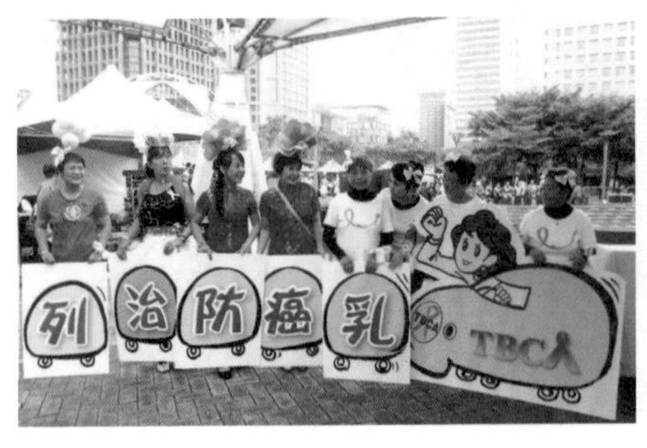

因為有了過去的痛苦經驗，家人只要有一點點感冒症狀，就會盡量離我遠遠的，深怕傳染給我。可見二十幾年前的罹癌治療，那份記憶依然深刻地烙印在大家腦海裡。小女兒也會在化療日向公司請假，專程從台北回來陪我。

「妳罹癌後都活了二十七年，現在還要在意這個嗎?」當我詢問主治醫師，我的存活率有多少時，酷酷的醫師這麼回應我。

「一個人承受兩次不同癌症的考驗，怎能像妳這樣樂觀?」其實，正是因為滿足，延續了存活的機率。

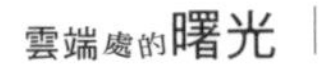

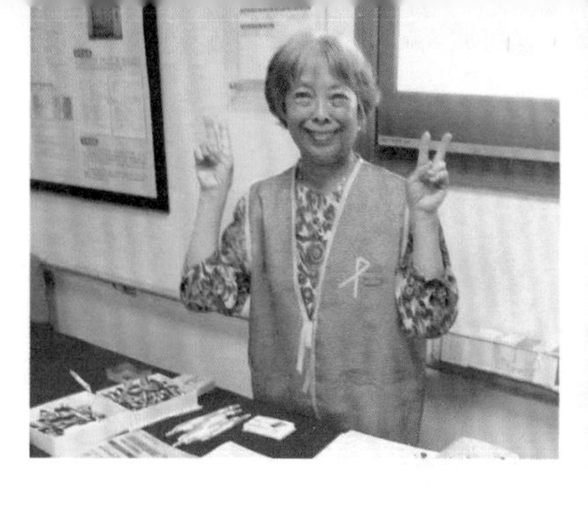

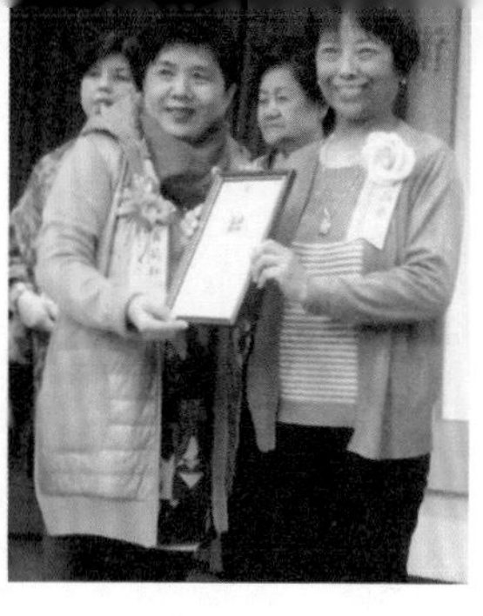

6、參加鐵馬環島活動。
7、8、參加乳癌防治宣導活動。
9、獲得優良志工的肯定。
10、於小港醫學座談會參與志工服務。

這些年來，我已經過得精彩、充實，也充滿意義。如果不是因為罹癌，我應該還只是個早八晚五的平凡上班族，過著平平淡淡的一生，那麼就把這次罹患鼻咽癌看做感冒鼻塞，以輕鬆心情面對吧！

也許就因為秉持這樣的心境，少了許多壓力，很幸運地在歷經四次高濃度化療，以及四十次的放射線治療的過程裡，居然連一顆止吐藥都不需服用，讓我再次深信：一個人用什麼樣的心態，將與後續的療程息息相連！

先生和家人用愛陪伴，攜手暢遊人生

化療後第三個月起，先生開始帶著我一起旅行，國內、外幾乎每月一遊，忘掉治療的痛苦，享受人生。

二十多年來，先生就像司機一般隨時接送，享受被寵愛的幸福，兩次罹癌，不論是治療或追蹤檢查，從來沒有一次是自己去醫院，是我精神上的最大支柱。

除了治療之路，在我舉辦活動時，他更是得力助手，在我六十三歲那年，參加了由TBCA所主辦的自行車環島車隊，為期十三天環島的活動。之後三年內，舉辦婦癌防治宣導講座，每一鄉鎮必須舉辦一場，其中有一鄉鎮由我自己擔任講師、小老師，先生協助操作電腦、分發講義，兩人合作完成了一場不可能的熱血任務。

這麼多年來，雖從未對我說過一句安慰的話，但老實又體貼的他，其實已經告訴我他對我的愛，盡在不言中。

未來，更預計和先生搬到鄉下，希望有一天能吃到自己種的無毒蔬菜，隨手摘取香草泡茶，晚上還可在庭院裡和先生一起看星星，喝咖啡，聊聊過往人生，想起那幅畫面，真是一件幸福的事。

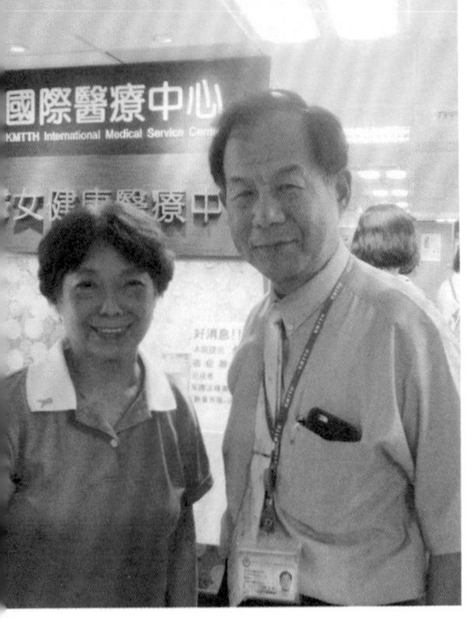
國際醫療中心

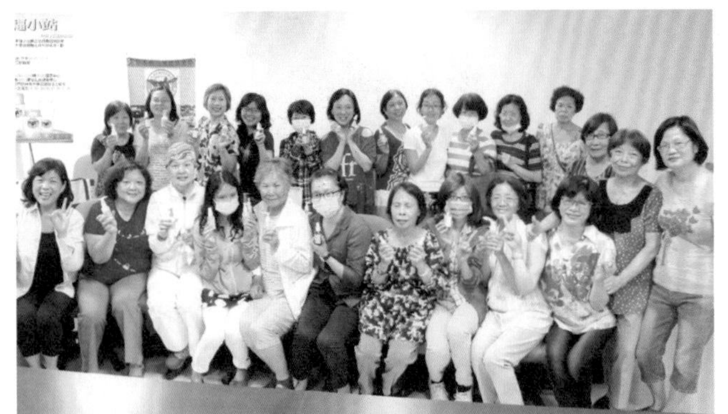

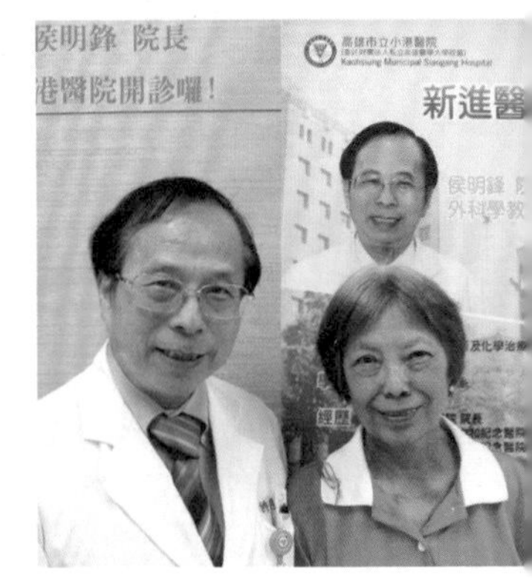
侯明鋒 院長
港醫院開診囉!
高雄市立小港醫院

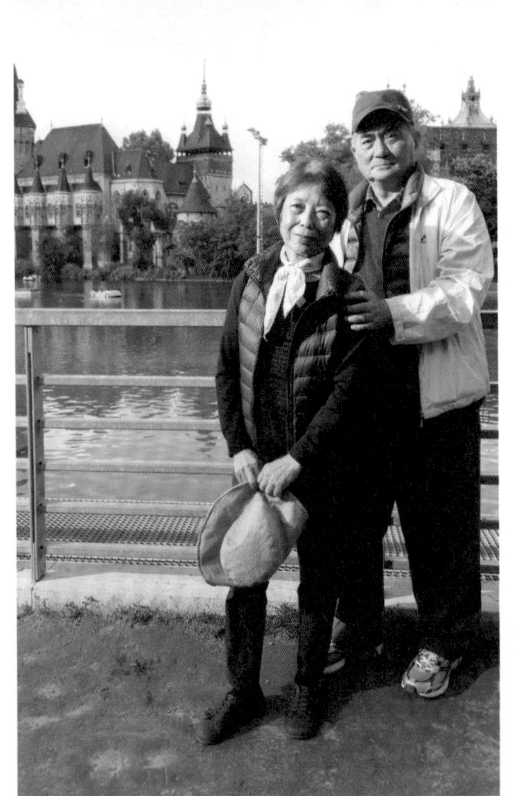

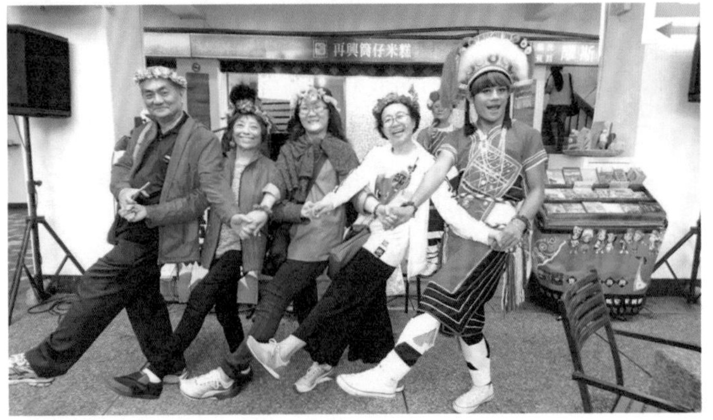
再興筒仔米糕

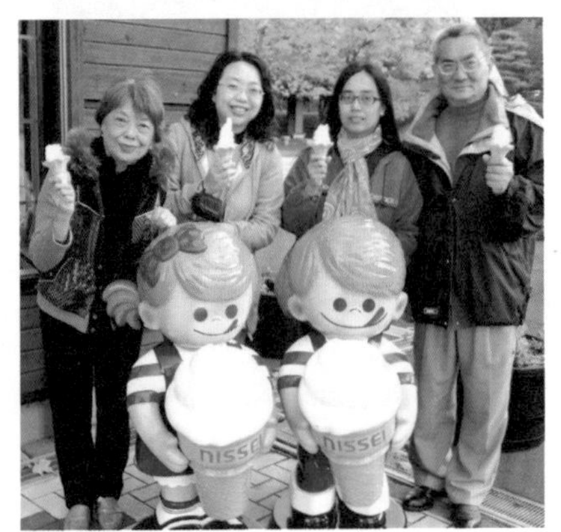
NISSEI
NISSEI

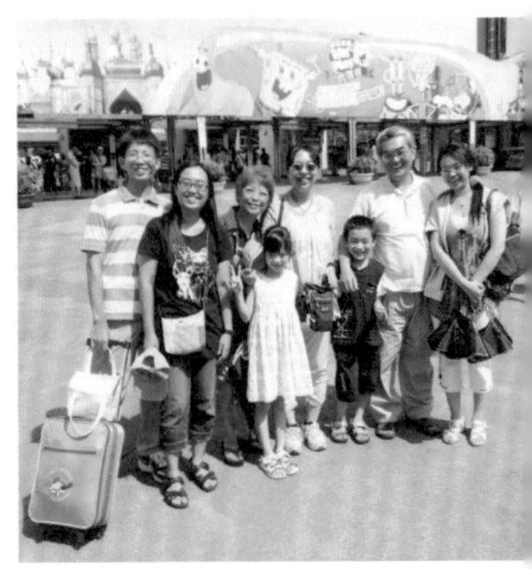

3 2 1
4
7 6 5

1、鼻咽癌治療中與侯明鋒院長合照。
2、木棉花手工藝教學。
3、醫學座談會與陳芳銘醫師合照。
4、5、6、7、全家快樂出遊。

木棉花，閃耀希望之光

「何老師！」早已離開故鄉教職多年，怎會此時又被叫「老師」呢？這時有位女士走向我，說明她就是聽完衛教宣導後做乳房檢查，因而能在乳癌零期就及早發現，免掉了化療，只要定期追蹤就好。

那一日的相遇，令我在回家路上，真正感受到志工服務的圓滿任務。

二十一年前，也就是第一次罹癌治療後第七年，在侯明峰院長及社工的支援下，創辦了「木棉花關懷俱樂部」並擔任會長，在高醫院內關懷乳癌的病友，迄今已經二十年，病友會由一棵小幼苗，慢慢茁壯成為大樹。成立第二年，又加入「中華民國乳癌病友協會」，擔任第一屆理監事，帶領木棉花姐妹參與全國性活動；目前則是「高雄市指語飛舞關懷協會」乳癌病友團體的理事之一。

罹患鼻咽癌已經滿一年了，但在治療過程中，深受放射線治療下，皮膚及口腔問題的困擾，卻找不到可以傾訴的女性鼻咽癌友，放眼望去，目前的鼻咽癌病友團體多以男性為主，似乎缺少女性針對外觀及細膩的情感需求。

未來，希望能在南區成立女性鼻咽癌支持團體，透過與現有的鼻咽癌病友團體合作，另在女性特有外觀、心理、情緒、家庭、自我成長的需求中，以定期小團體聚會的形式進行經驗分享，讓我有機會能為更多女性鼻咽癌友服務，在抗癌治療的路上，大家互相扶持，善盡人生最後存在的價值。

「有治療就有希望，有夢想就去圓夢。」陽光下，將看到木棉花飄飛，心手相連，生命持續閃耀希望的光芒。

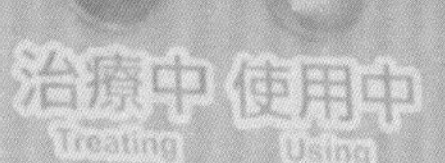
治療中 使用中
Treating Using

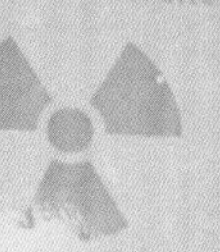

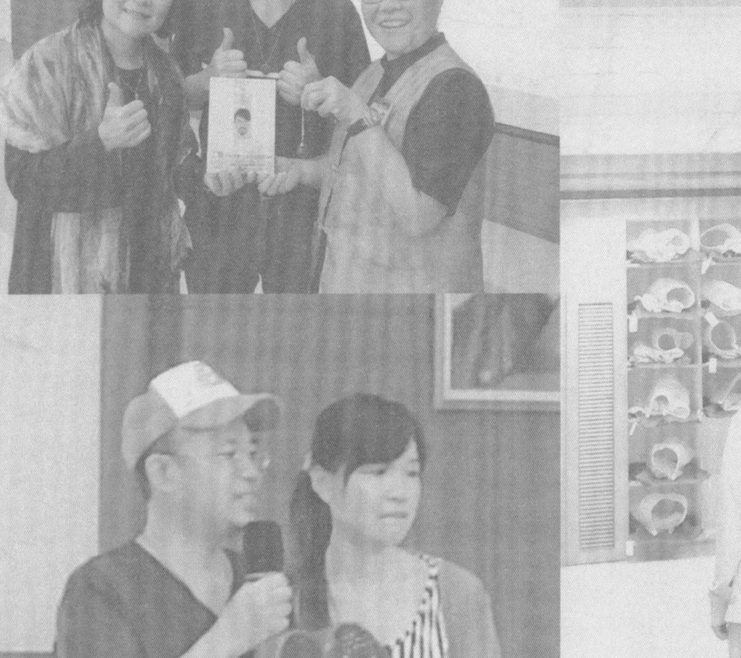

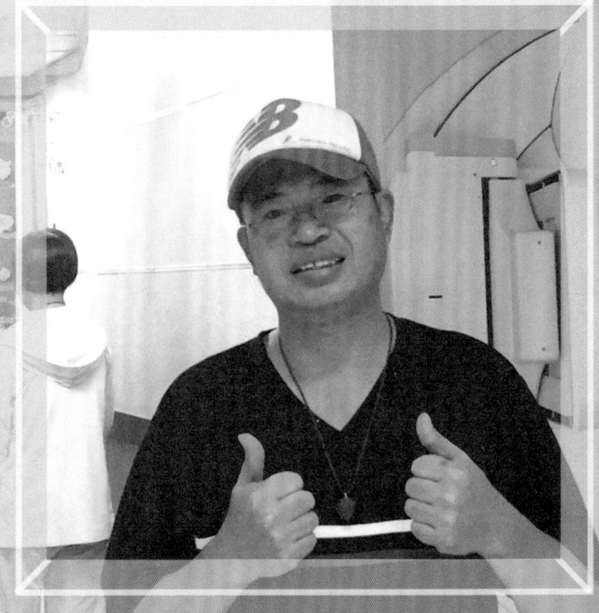

10

用愛療癒身心的築夢使者——林再發

生命是盞燈，做有意義的事，就能盡情發光

肺腺癌第四期合併骨轉移
診斷時間：101年8月

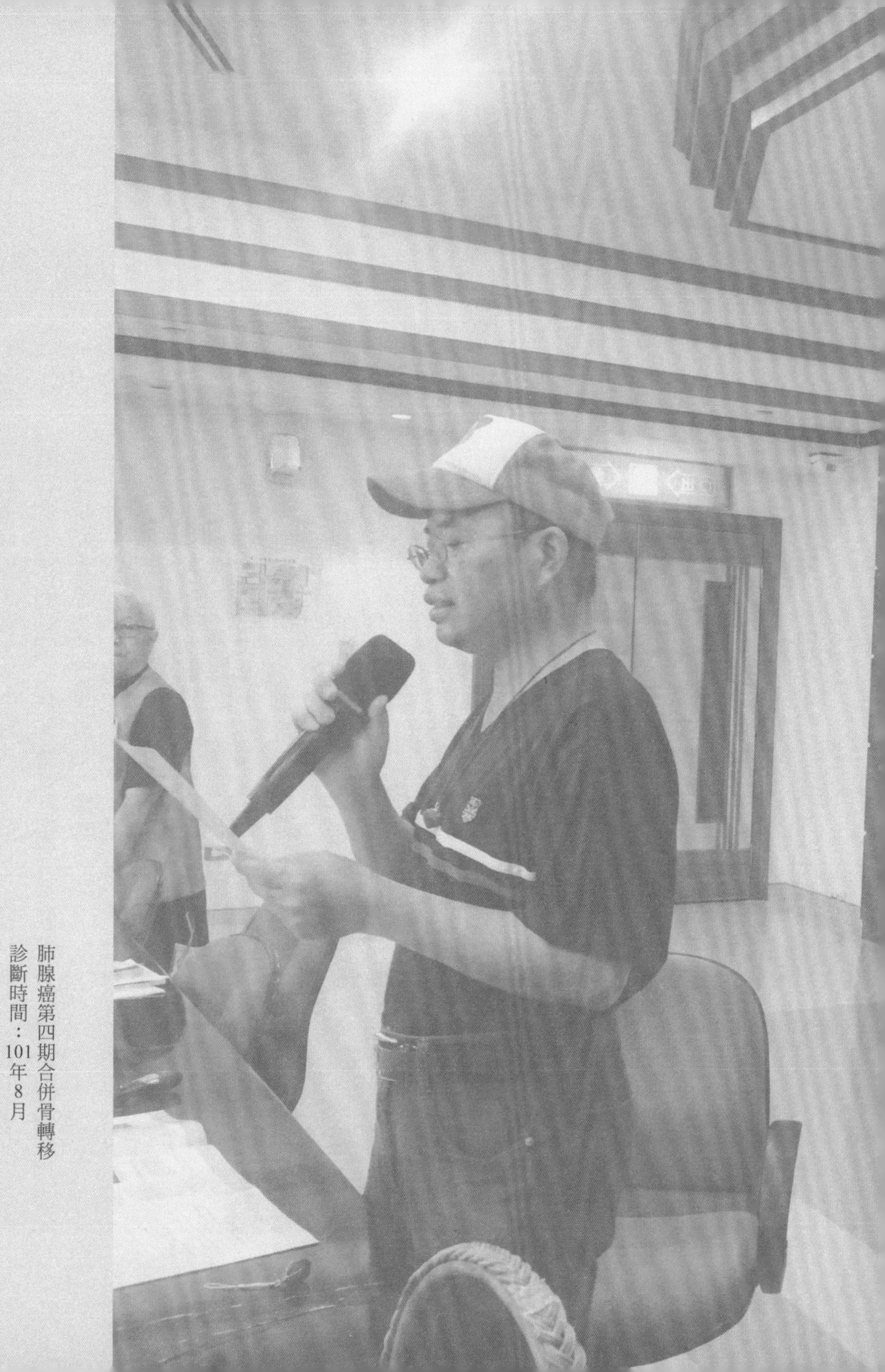

2 1
3
4

1、抗癌第四年，度過 52 歲生日。
2、3、4 擔任志工，分享自己的生命故事。

人生，就此天翻地覆

「希望能有間可以遮風避雨的家！」

「只要不怕苦，我們一起打拚！」

在外銷傢俱工廠上班的我，從什麼都不懂到熟悉公司的產品，也因為有個不錯的老闆，每年會評估績效幫我調薪，更升職為課長，接手管理製造課，從此展開不一樣的人生。

只是當時工作量超多，晚上經常加班，忙到深更半夜才回到家，幾乎沒時間陪伴家人。

當時，住在三合院的竹子屋，每當颱風天下大雨，屋頂就會跟著漏水，常常被冷颼颼又冰冷的雨滴驚醒。太太一直希望有間可以遮風避雨的家，我也承諾一定努力完成太太的心願。

從此一家四口省吃儉用，過著拮据的生活，曾經為了讓孩子遊戲，就充當玩具跪在地上讓孩子當馬騎，這種苦日子雖然苦，全家同心同願一起完成夢想的日子，讓我對未來充滿希望。

苦熬十年後，總算存了一筆錢可以購屋，貼心的孩子也捐出小豬存錢筒的所有積蓄，並向銀行借貸了二百五十萬元，計劃幾年後還清房屋貸款。

誰知天不從人願，住進新家半年後，我被宣判罹患肺腺癌，這突如其來的噩耗，讓人生瞬間天翻地覆。

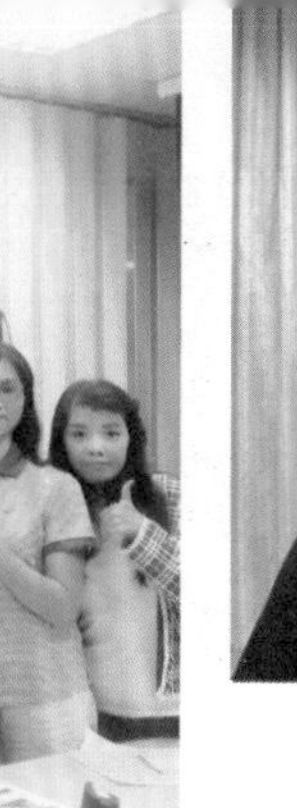

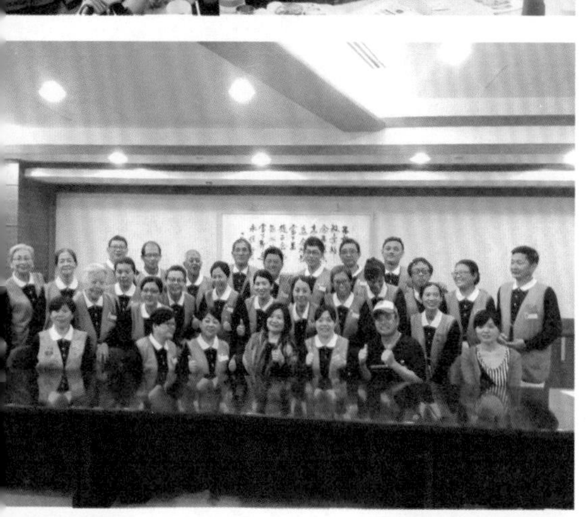

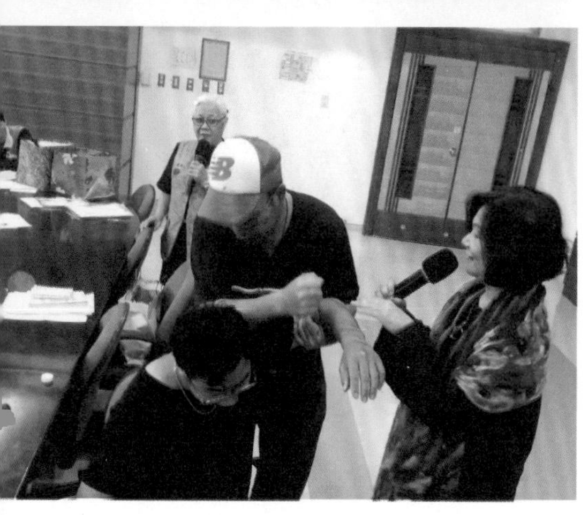

強忍如刀山火海的考驗

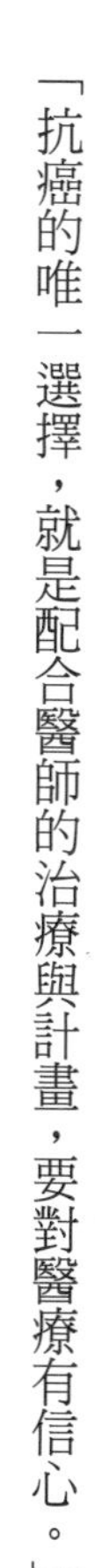

「抗癌的唯一選擇，就是配合醫師的治療與計畫，要對醫療有信心。」

就在最無助的時候，來到彰化基督教醫院「再出發癌症病友服務中心」，第一次見到梅慧敏護理師，她語氣溫暖並要我抱持信心、接受治療。

「如果就這樣走了，我的孩子要怎麼辦？」「老婆一個人隻身在台灣，怎麼過日子？」當時確定人生將從彩色變成黑白，從希望變成絕望，老天啊！為什麼要如此對待我，內心不斷吶喊著。

起初以為是工作造成的肌肉傷害，手臂和胸口不時隱隱作痛，一日隱痛忽然像定時炸彈爆開，疼痛感更宛如針扎刀割，經過醫院一連串檢查，確診罹患了肺腺癌，而且還有轉移情形。

為什麼剛好挑選在這個時機點，這個消息未免過於沉重，令人無法喘氣。

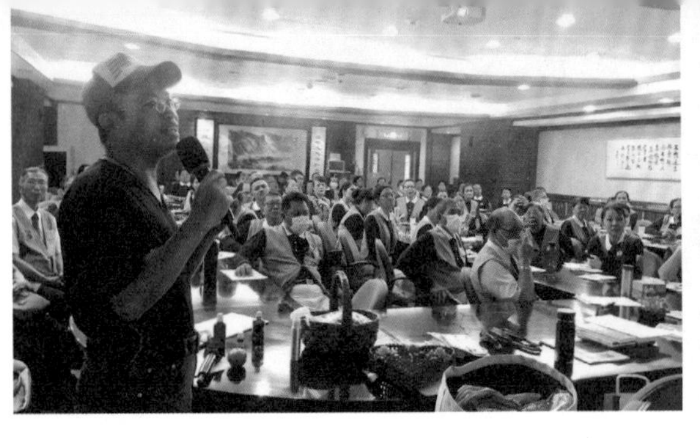

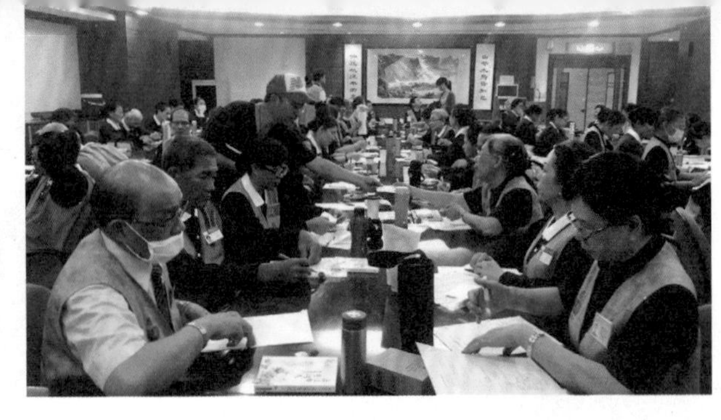

但在梅慧敏護理師的安慰下，以及癌友志工活生生地站在我面前，讓我看見未來的希望，擦乾眼淚，轉而正向面對。

醫師的治療計畫包括：開刀、放射線治療、化療、口服標靶等，除了各種治療重重包夾，還必須忍受後續強烈的副作用，但為了堅持活下去的信念，開始準備抗癌大作戰。

而且，同時做電療和化療更是一段痛苦歷程，但為了早日擊敗病魔，我強忍如刀山火海的考驗。

那段艱辛的抗癌時光，讓我深刻明白，原來自己從前沒有好好珍惜身體，或許是年少的狂熱，以及那份不懂事，養成了許多壞習慣，不知不覺中，使自己成了一副殘破不堪的身軀，剛好就在人生正要安心享樂之際，重重劃下那道無法抹滅的傷口。

五十二歲的生日感言

「如果我的生命是微小的一盞燈，也希望能屹立不搖不受風倒，並且在有生之年做更多有意義的事，盡情發光。許下了生日願望：醫師說肺癌晚期活十年的也有，當下宛如打了一劑強心針！強大願力告訴我，希望能實現再活十年的願望，再來一場六十二歲的生日！」

然而，在治療告一段落後，卻在二〇一三年經常感到腰痛，原以為是工作過度勞累，後經檢查才知已經轉到脊椎和頸椎，當時疼痛到坐輪椅去看診，讓好不容易建立起來的信心再度如同跌入谷底般垮了下來，胸腔科林慶雄醫師轉介放射科接受放射線治療，結果放射線治療的副作用，讓身體更是不如往常，虛弱百倍，有種年壽又減少了大半的感覺。

3 | 2 1

1、2、分享罹癌心路。
3、母親節表達對妻子不離不棄照護，愛的擁抱人生無悔。

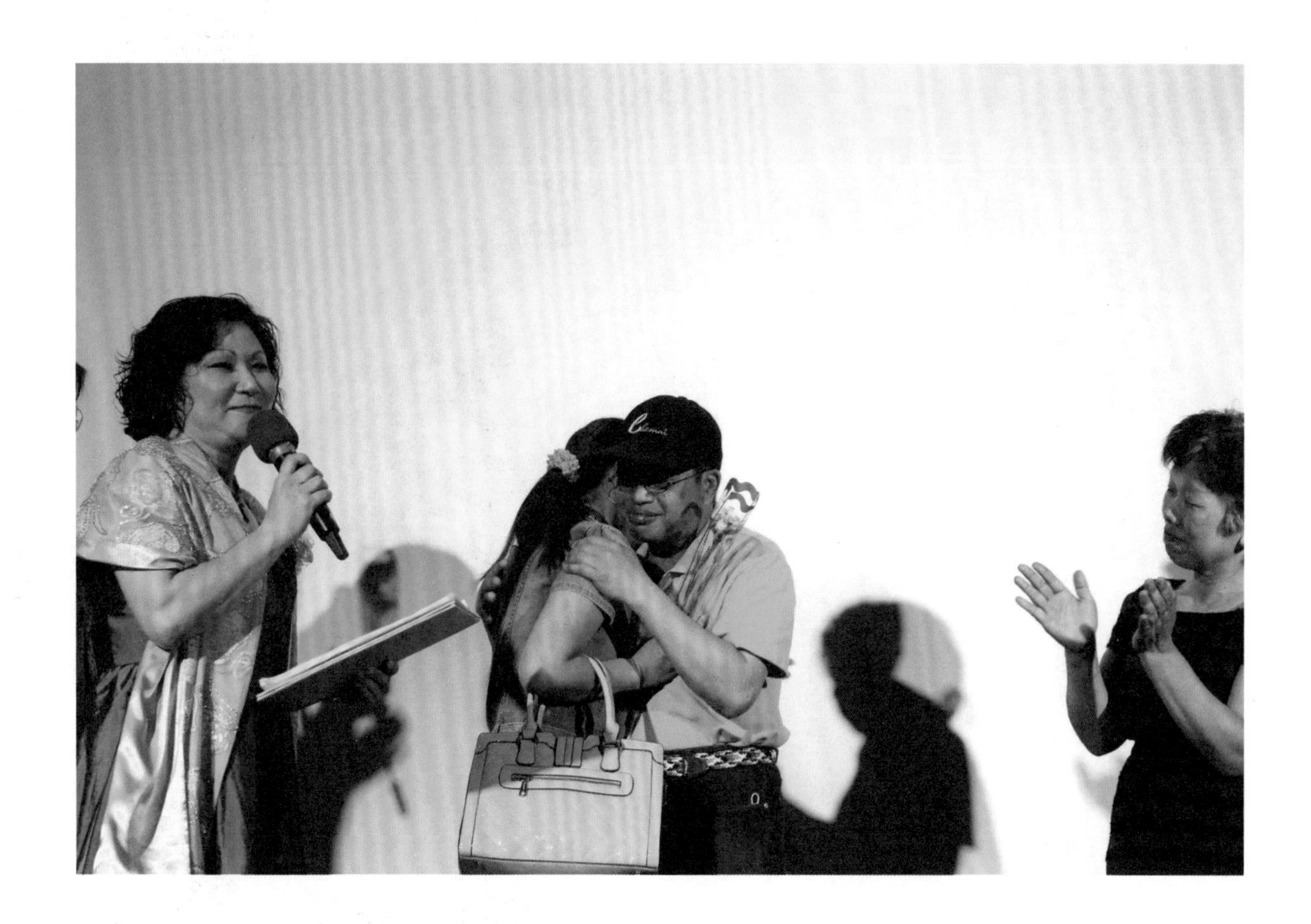

因照射頸椎的關係，頭髮掉光、口腔黏膜潰爛，連喉嚨都爛到無法進食，腰痛到連躺下就無法爬起來，後來走路都只能靠輪椅代步。

「我要活下去，憑著堅強的意志力，告訴自己一定要活下去！」治療期間口腔潰爛疼痛不堪，忍痛沒有插鼻胃管，改喝罐裝營養品，但每喝一口營養品就像刀割一樣，眼淚都忍不住從臉上滾了下來，每喝一瓶留下的不知是淚水還是汗水。

經過胸腔科、放射線腫瘤科、安寧緩合醫學科多位醫師的共同照顧，以及靠著自己堅強意志力，終於撐過治療，活了下來。也許老天要我在有生之年做點幫助別人的事，留時間讓我完成夢想。

就在安然度過五十二歲生日，走過生死關頭，我寫下了生日感言，希望能做一盞燈，在有生之年，盡情發光，帶給別人希望。

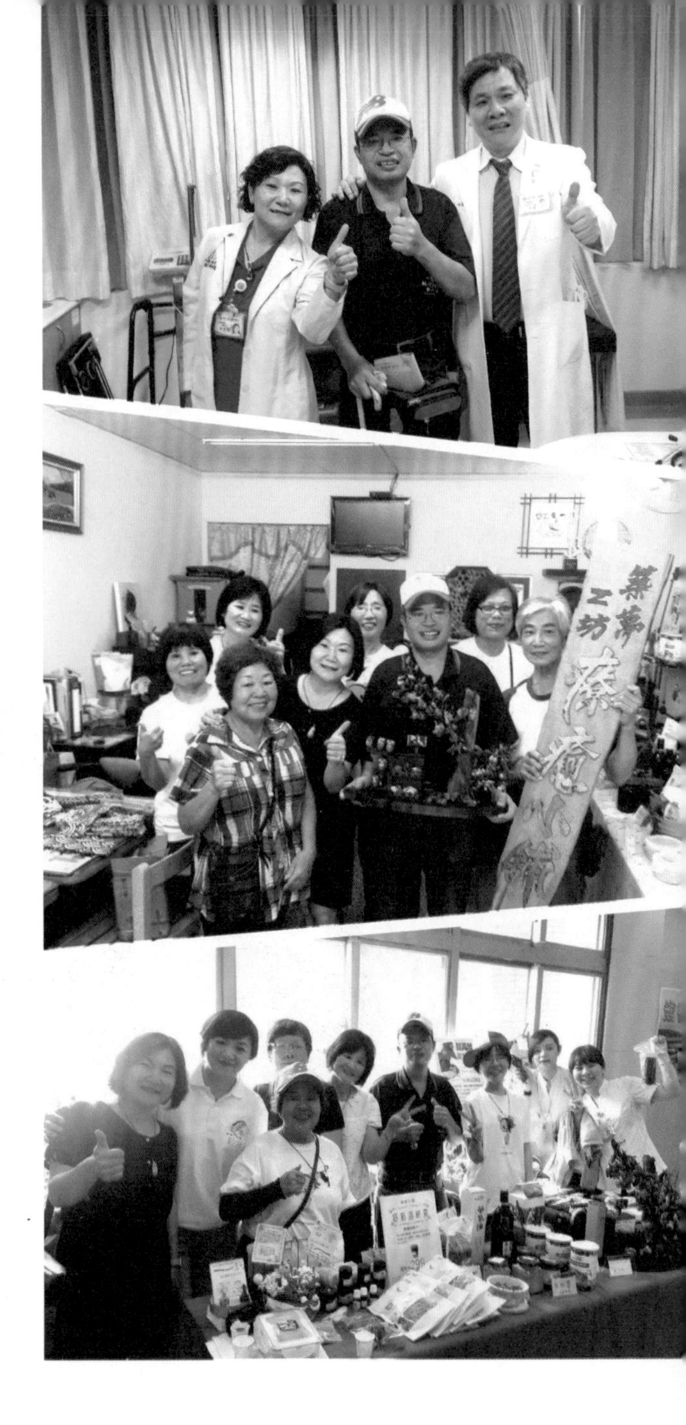

1
2
3

1、醫護人員陪伴度過四年抗癌路。
2、3、成立療癒小舖，用藝術創作與癌友交流。

用愛療癒，兒子的一封信

「我腦中一陣停頓，想著父親罹癌這件事時，突然間情感瞬間湧上心頭，那股感受真的宛如一艘小舟在洶湧的海上，飄忽又搖曳不定，而內心的微小光芒更無法照亮這灰暗的空間，時不時就在思考著未來，思考少了一個人的感覺是什麼？

強顏歡笑，是我們唯一能做的事情，儘管只是一笑，說不定都會帶來極大的效應，更是給予我父親堅持的動力。」

——林俊彥（林再發兒子）〈還有關心在，還有愛在〉

回想罹癌的當下，鬱悶的心情，猶如跌落萬丈深淵般，只能和太太一同抱著痛哭，然而無論怎麼喊，都無法傳來任何回應，像是被周圍的黑暗給吞噬……如一道強風將殘燭熄滅。

抗癌路不好走，治療更是漫長艱苦的路，之前的路已經回不去，而希望就在前方，但是想到家人，還有療癒小舖的志工，以及第二屆抗癌鬥士黃士祐的鼓勵，使我重拾信心與勇氣，得以繼續走下去！

一直以來感謝我的太太、家人和親友，總是給予支持，太太雖然比我傷心，仍給我一百分的鼓勵，帶我到廟裡祈求平安，體貼早熟的兒子，更寫下文章紀錄這段親情軌跡，每每閱讀，都能感受到那份無以名狀、深刻的愛。

因此，第二次復發治療後，趕緊把握黃金時光，帶著孩子們登上台北一〇一大樓圓夢，更在意識清楚時，錄下給太太和孩子的祝福，希望此生不再遺憾。

當我學習豁達面對生死，神奇的事居然發生了，當我為死亡做好準備，身體反而恢復健康，治療結束後，養足體力，再度回公司上班，承擔家裡的生計。

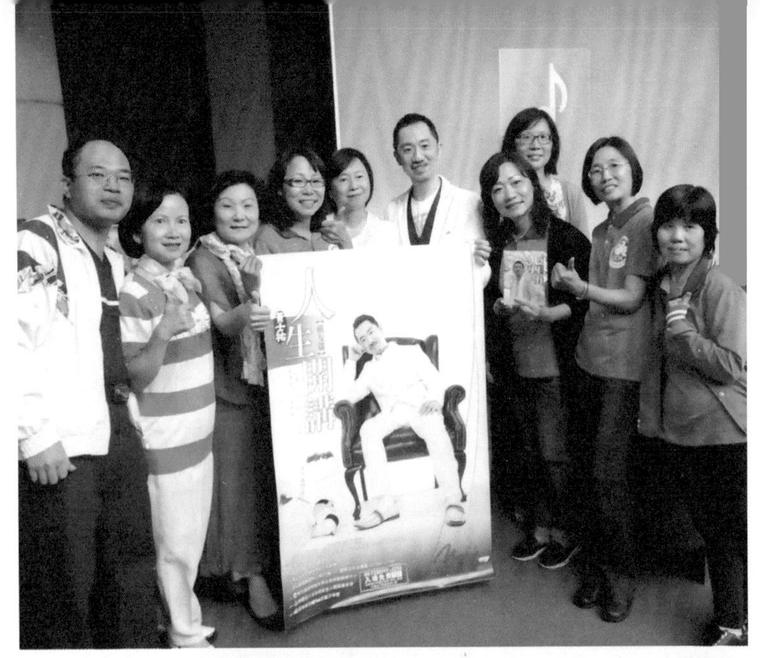

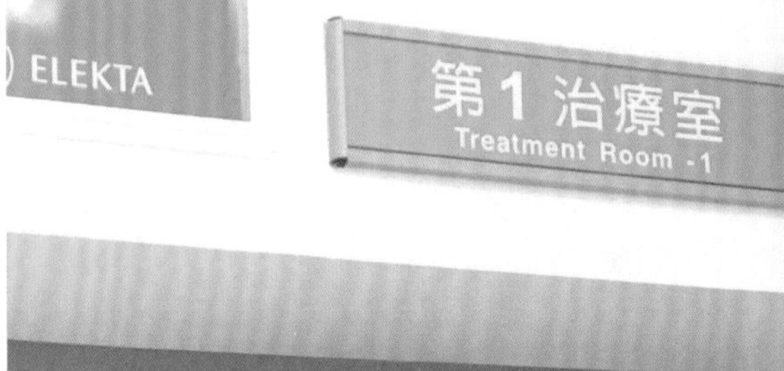
ELEKTA
第1治療室
Treatment Room -1

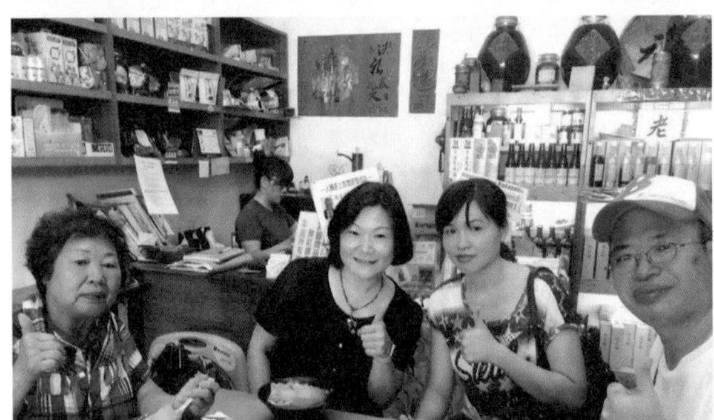

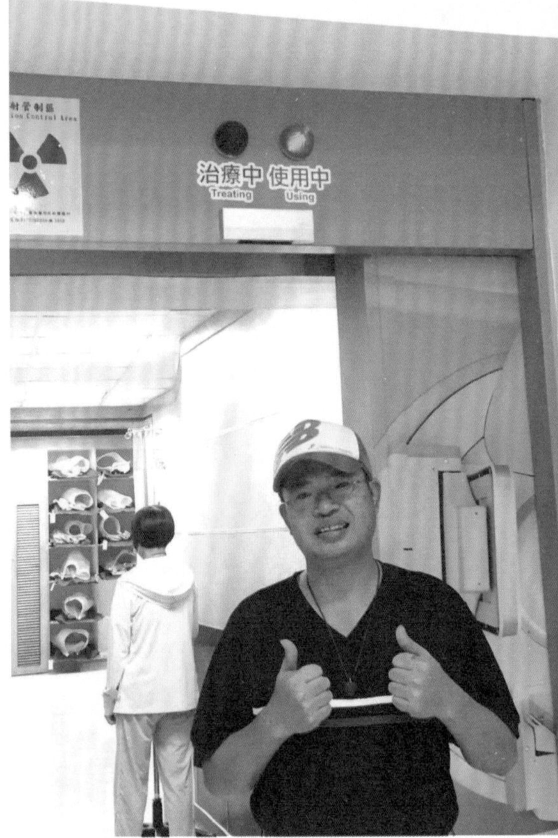
治療中
Treating
使用中
Using

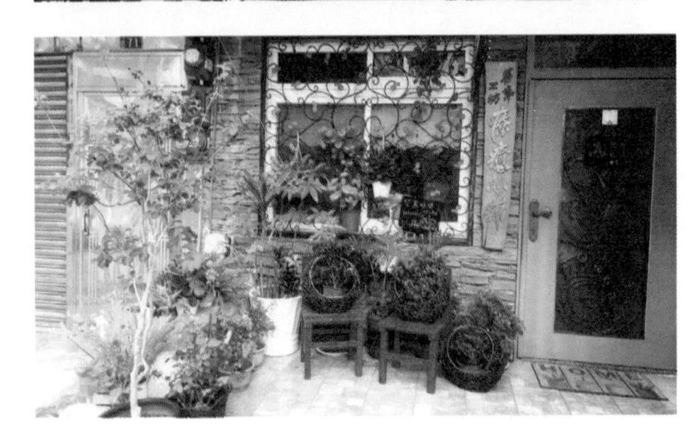

2
3 1
4

1、走過癌症治療，邁向希望未來。
2、參加第二屆抗癌鬥士黃士祐的生命分享講座。
3、與太太、護理師一起用餐。
4、療癒小舖外觀。

築夢使者，延續種籽精神

「我要更努力走下去，展露自己的光環！」

人生無常，瞬息萬變，生命無人能掌握，二〇一五年十月迎來最大的考驗，定期檢查中再度發現轉移到胸骨和骨盆。

「只要有信心就可以再創一次奇蹟！」梅慧敏護理師語氣堅定的告訴我，志工們也折紙鶴為我加油打氣！復發同時，適逢公司結束台灣營業，我被迫失業，正當愁雲慘霧之際，轉念，讓我起了創造生命延續價值的想法。

但這一次，我不再哀怨，轉個念，也許老天安排了我後半段人生，要去實現助人的夢想。

我參加了一群沒有利益關係，大家皆默默付出的癌友療癒小舖，這群癌友無私奉獻一己之力，作為癌友們的交流平台，也成了心情加油站，看著大家日漸歡笑的模樣，突然發現——藝術創作以及笑容也可以是療癒的良藥。

人生可以沒有事業，但是不可以沒有志業。愛，能讓這一切充滿希望！

生病前的我，忙著工作；生病後，讓我更加珍惜與家人相處的時間。生病前的我，忙著奔波；生病後，成為築夢工坊療癒小舖的店長。

我從肺癌末期到現在，抗癌正式邁入第四年，同時成立台灣第一家癌友創立的「築夢工坊——療癒小舖」，未來也將延續種籽精神，引領癌友邁向無盡療癒的天空。

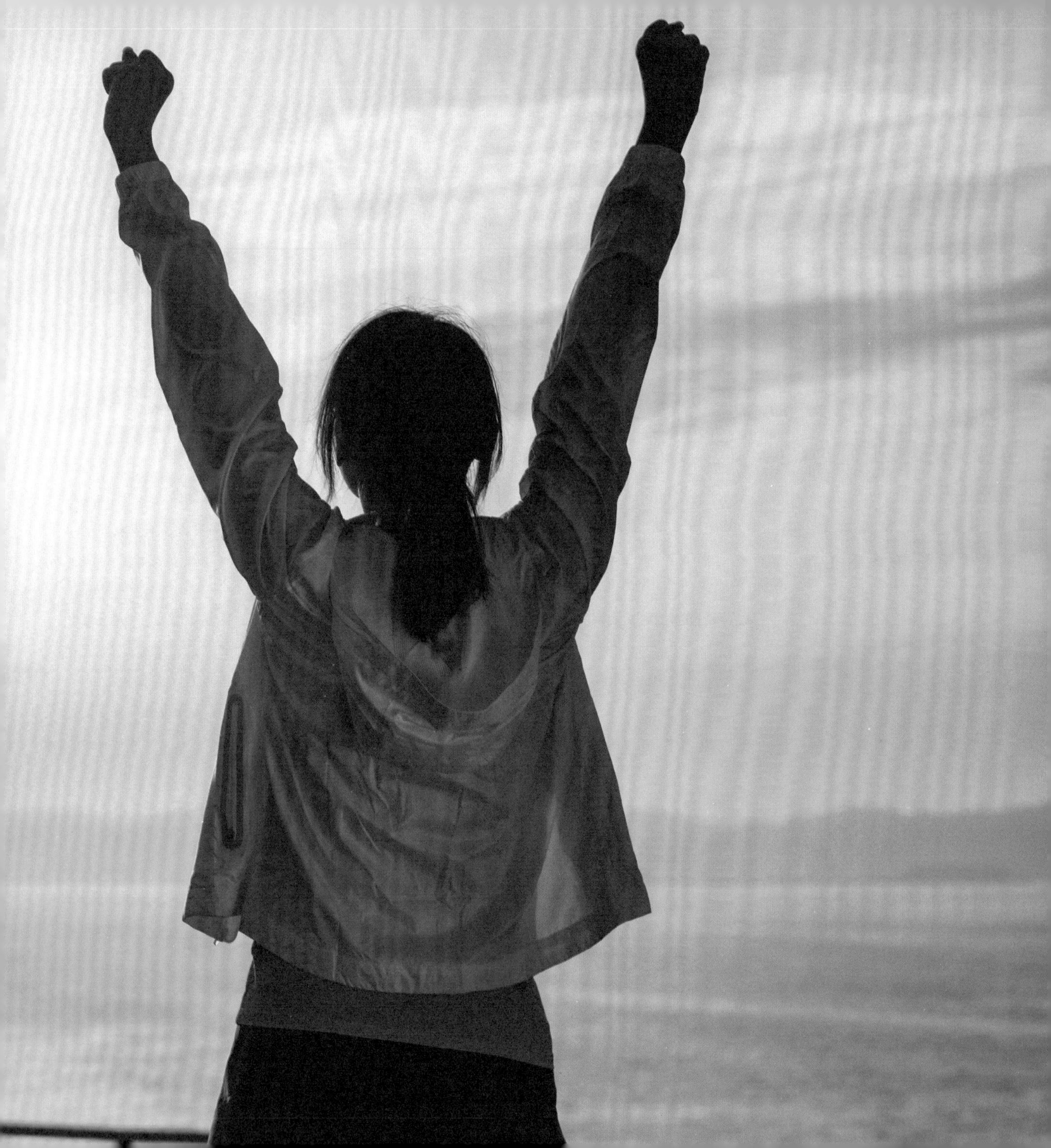

〔專家篇〕

正視疼痛問題，勇敢把痛說出口！

「癌症疼痛等於十倍的牙齒痛。」你能想像十倍的牙齒痛，會是多麼地難受嗎？

因此，當病患發生疼痛問題時，到底要忍耐、還是要說出口？又該如何向醫護人員表達疼痛與不適？以及還有哪些方式可以減緩疼痛？

為了加速讀者對癌症疼痛議題的認識，特別邀請不同癌別的病友，從自己的癌症疼痛經驗轉化文字分享，同時還有癌症醫護專家針對藥物迷思、如何有效減緩癌症疼痛等常見問題，提出精闢解答。從現在開始，請正視疼痛問題，勇敢把痛說出口！

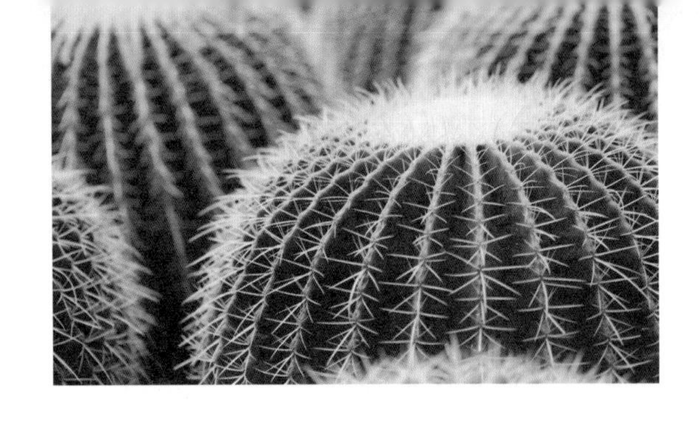

癌痛心事，誰人知？

「醫師，要怎麼不再疼痛？」

癌症疼痛是病患最困擾的問題之一，患者會因癌別、期別、體質，及對疼痛耐受性的不同等，對癌症疼痛的反應也會不一樣。

聆聽過來人的真實經驗，看看他們面對疼痛的處理方式，找到哪些合適的方法緩解自己癌症疼痛的問題。

含了顆「仙人掌」在嘴裏的痛

第三屆抗癌鬥士 傅靜凡
舌癌第四期

就在安寧病房照顧爸爸的時候，左舌下出現約米粒般大的傷口，心想可能是夜間的照護導致睡眠不足火氣大，於是買了些藥膏來擦，但都不見起色。一股不祥的預感從心裡閃過，約莫三個星期，辦完父親喪事，此時舌下的傷口已如壹圓硬幣的大小，刺痛的感覺讓人很不舒服，就像含了顆「仙人掌」在嘴裡般，不管是講話或是吞嚥都隨時刺痛著。

開完刀、切除2×3公分的腫瘤也切除了半邊舌頭，麻醉剛退，每當不自主吞嚥舌頭就像擠海綿般的觸痛傷口，痛徹心扉。幸好在醫師和護理師的悉心照顧下，恢復得很快，幾乎每隔幾小時就會感覺病程的好轉，因為傷口痛的減輕，才短短四天我就出院。

原以為這一切苦難就這樣過了！不幸舌癌第四期的我必須接受化療和放療，在化放療治療的後期，整個口腔幾乎沒有一個完整的地方，每天需靠嗎啡的止痛，進食前要先含麻藥，再迅速將安素喝下。每天的日子，吃飯、吃藥對我來說都是一種折磨，一直到療程結束後回家休養的期間，那個兩個禮拜簡直如人間地獄般的痛苦。那時，我已對醫院有恐懼，心裡總想著能不去醫院就不去醫院。

化放療副作用，最嚴重的那幾天，每天無法躺著睡覺，總是坐在床上挨到天明，因為一躺下口水不自覺的吞嚥只會讓傷口更痛，半坐臥著，在胸前鋪著毛巾，讓口水混著膿血一起往下流，絕望痛苦宛如在漫漫隧道中，見不到光明的洞口。一天比一天的痛苦，讓我甚至覺得連一絲的希望也滅絕，就在療程結束後返家休養的第十四天，終因感染（整口黴菌）發燒、體重驟降再度回到醫院，醫師一見面就指責說：「為什麼不趕快回來！放上鼻胃管，讓自己進食、有體力，再打些抗生素，這些都是可以控制的啊」。

幾天後，症狀慢慢解除也恢復進食，口腔內的黴菌也受到控制，身體也一天天慢慢恢復，回憶起十三年前的往事，猶如在眼前剛發生般，甚至那種苦痛都彷彿還存在般的疼痛著，相信醫師、相信自己才能讓自己走出癌症的威脅。

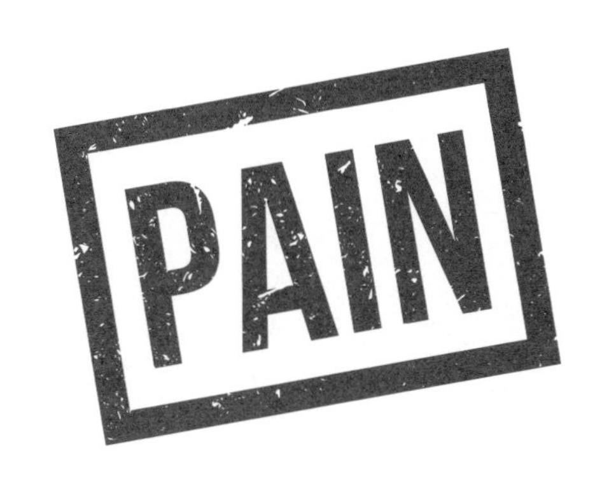

排山倒海發冷汗的腸痛

第六屆抗癌鬥士　毛賢婷
直腸腺癌第二期

從來沒有想過自己會與癌症畫上等號。當得知自己罹患直腸腺癌第二期，必須切除肛門做永久性人工造口時，猶如五雷轟頂般不可置信，但是人生本來就有很多身不由己的事，在痛哭之後的我，決定擦乾眼淚去面對人生中的巨變。

面對癌症疼痛，除了手術後腹部長達二十公分傷口的疼痛之外，還有其他因治療所衍生的相關疼痛問題，由於我的腫瘤位於直腸，所以必須接受放射線治療來達到比較良好的治療效果，而放射線治療所產生的疼痛包括照射部位破皮、焦黑，如同二、三級的灼傷，這會讓病患陷入舉步維艱、寸步難行的狀態。我是做永久性人工肛門，因肛門已經切除，所以沒有排便時肛門會疼痛的困擾，但是有些直腸癌患者若有做肛門保留術時，上述的疼痛感，在排便時可能會產生更大的困擾與不適，不僅必須忍受照射部位的疼痛感，還需要面對排便時，肛門所帶來的疼痛與排便不適，常常需要靠冰敷或是溫水坐浴，來減輕放射線治療帶來的疼痛感。

此外，還有一些常見的併發症，像是腸阻塞或腸沾黏，當疼痛來襲時，是沒有預兆的，會出現腹脹、腹痛、嘔吐等情況，嚴重時還會忽冷忽熱，這種腹脹與腹痛的疼痛感是間歇性的，會陣陣的絞痛，很想排便或排氣，但卻排不出來，又伴隨著嘔吐與忽冷忽熱，會讓人沒有力氣，只能曲著身體，忍受不斷而來的腹絞痛與腹脹，令人感到虛弱無力。基本的處置方式是禁食、禁水，但有時嚴重一點的

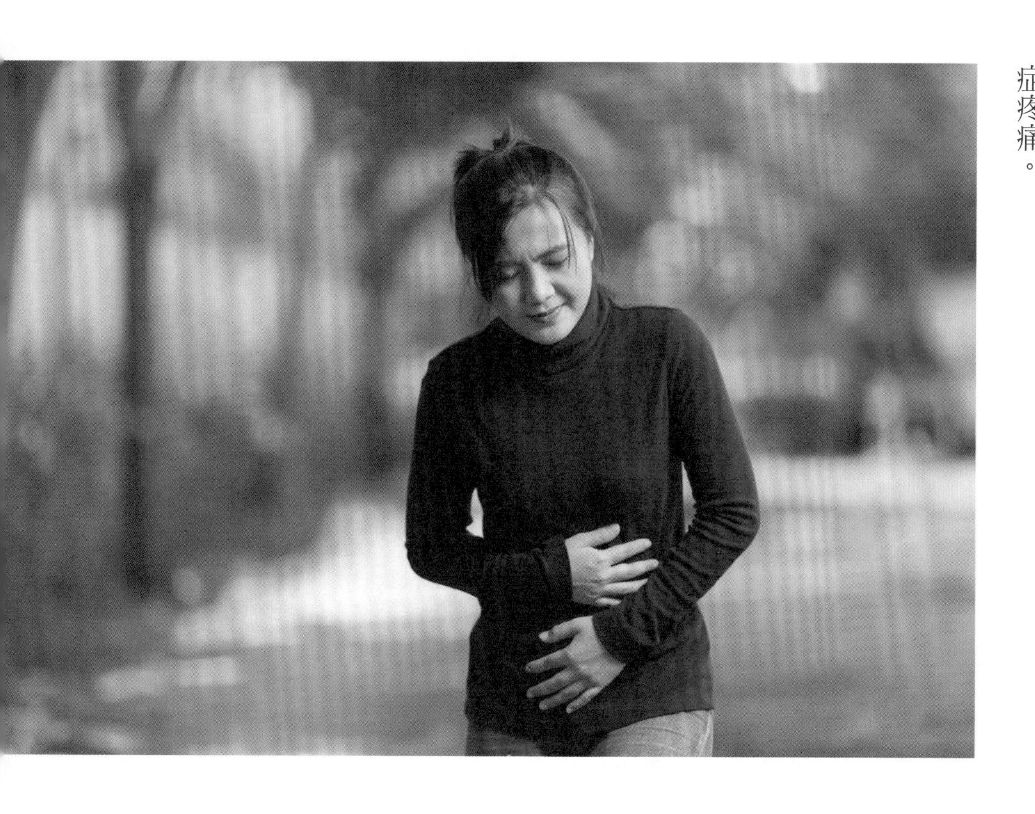

阻塞，醫師會建議放置鼻胃管，雖然可以幫助將腹中的水分與氣體抽出，但是放置鼻胃管所造成的喉嚨與鼻子的不適感，會讓人感到害怕，若發生再嚴重一點的腸阻塞或腸沾黏，醫師可能就會以手術方式，將腸沾黏的部分分離或阻塞部位切除，雖然腸阻塞是腸癌病友很常見的一種癌症併發症，但在醫護人員的照護下，這些問題都能被妥善處理與解決，對我而言，更是必須長期與它和平共存的癌症疼痛。

千百隻利刃的削骨之痛

第八屆抗癌鬥士 石育瑋
惡性骨肉瘤

十四歲那年，國三的我被診斷出罹患惡性骨肉瘤，沒想到百萬分之一的機率就這樣被我遇上了。當時在生理上，經歷過兩種令我深切又深刻的痛：癌細胞在身體裡肆虐的痛，以及手術把骨頭鋸下再接回的痛。

剛開始發病時，痛的感覺並不明顯，只是偶爾出現陣痛，就像有人用手掐著骨頭。隨著時間過去，患部一天天地腫大，陣痛的頻率也越來越頻繁，痛的感覺也越來越強烈，彷彿有千百隻利刃不斷地削著骨頭。骨癌的疼痛好發於夜晚，然而後期不只是晚上感到痛苦，無時無刻都令我疼痛不已，止痛藥越吃越多，但卻無法有效地控制疼痛。當開始接受化學藥物治療後，我腳上腫瘤的控制情況還算不錯，疼痛感也漸漸地緩和下來，不再那麼頻繁和難受了。

五次化療後，必須接受手術。手術過程是將患部骨頭整段鋸下，以低溫液態氮冷凍殺死癌細胞，再以鋼釘鋼板將骨頭接回固定。手術後，在我意識清楚、張開眼睛前，迎著我的，是極度的痛楚。手術前，我知道會痛，但我不知道會這麼痛，即使傷口已經縫合，仍然清楚地感覺到骨頭被硬生生地鋸下，再以根根的鋼釘接上。感覺到疼痛時，我會告訴醫護人員，請幫忙打止痛針並給我止痛藥，因為真的太痛了，已經痛到無法清楚說明疼痛的程度，所以為了讓醫護人員能瞭解我的疼痛狀況，我依疼痛位置、疼痛感受的方式來告訴他們，例如疼痛的位置：骨頭或是肌肉？疼痛的種類：痠痛、刺痛、抽痛、

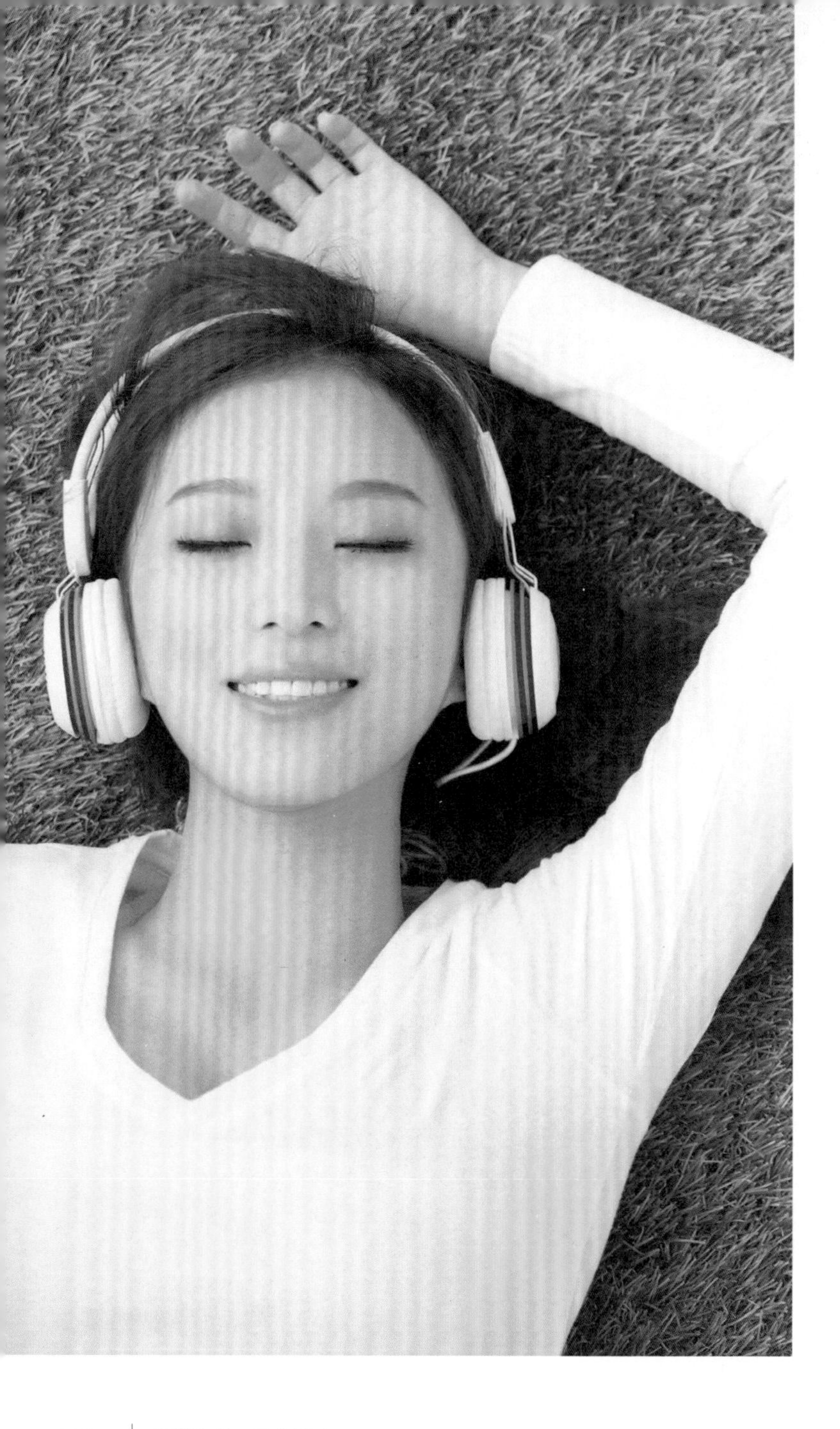

陣痛？此時醫護人員都會盡力地去了解我的問題，適時改變用藥方針，想盡辦法減緩我的疼痛不適。雖然止痛針可以立即減緩疼痛感，但是止痛針並不是想打就可以打，必須要間隔一段時間才能再打下一針，當止痛針藥效退去時，還未到打下一支止痛針的時間，我會用其他的方式轉移注意力，像是看電影、聽音樂……來減輕疼痛的存在感。隨著時間的增長，疼痛的感覺會慢慢減輕，傷口也會漸漸癒合，而我也邁向康復之路。

這兩種痛，我一直無法以文字精準形容，就連痛不欲生也無法完美吻合。患上疾病時，疼痛難免，但唯有咬牙撐過，才能再度享受呼吸的美好。

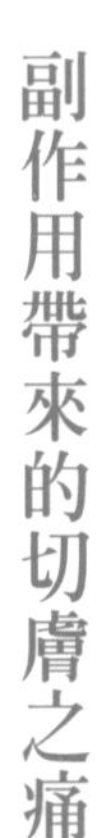

副作用帶來的切膚之痛

第七屆抗癌鬥士 李惠蘭
卵巢癌第四期合併淋巴轉移

四年半前診斷出卵巢癌第四期，而且是最惡性的亮細胞（clear cell），然後就是無止盡的化學藥物治療（超過三百天）、開刀（十三次）、放射線治療（六十六次）、敗血症（三次），以及數不清的門診與急診。我不是在病床上就是在門診間，我總是思索著：如何讓自己關關難過——關關過，持續懷抱希望，繼續回復到我想要的生活，以及照顧二個幼女。

由於腹腔開刀做減積手術與標準化療，四個月後腫瘤仍然轉移擴散至二側腹股溝，接連開刀三次取出所有的淋巴結，再加上三十六次的放療，造成腰部以下及雙下肢淋巴水腫非常嚴重，肢體腫脹難耐，皮膚變薄又癢，加上我堅持想維持足夠活動量，為了避免淋巴液體聚積於腳踝小腿而難以回流，每天晨起下床前一定強迫穿上高壓力的彈性襪，而且彈性襪只能穿到大腿，必須留一段大腿的空間讓淋巴液有空間堆積，所以每到傍晚時間，就是我大腿腫脹的最高峰，被含橡膠材質的彈性襪壓迫處，則是紅、癢、痛、壓痕一起來，苦不堪言！我盡可能以物理方式降低不適，例如輕拍、輕柔按摩、清水擦拭，可是嚴重時會形成一大片的蕁麻疹突起，必要時就會以抗組織胺藥膏塗抹薄薄一層，不適狀況可以減輕許多。雖然每天要一早費勁穿上彈性襪才能下床，傍晚則開始呵護二條慘不忍睹的大腿皮膚，所幸目前為止都算平安，雙腳沒有變成大象腿，而且我可以繼續出門運動爬觀音山硬漢嶺、上班賺錢養孩子，盡可能讓身體維持原有的體能狀態，也讓我有體力面對三百次以上的化療。

由於平均每周化療一到二天，在腫瘤轉移至腎臟附近時則又加上三十次的放療。放療與化療同步進行，對於癌友的身體影響會更為明顯，症狀也更為嚴重；在我身上則是發生打嗝、噁心、嘔吐、胃痛，最後完全無法進食，在十天內體重下降十二公斤，白血球也降到僅剩三百顆，即使自費所有止吐劑都無法減緩我的胃痛與狂吐。後來是暫停化療、撐著身體做完最後幾次的放療後，體力已經大不如前。身體完全依賴各種營養點滴液仍然沒有起色，就在絕望之際我喝了一點點的魚湯，雖然連魚肉也吃不下，可是身體好像獲得了神奇的力量，讓我慢慢地開始恢復健康，也體認到：再珍貴的營養補充注射，都比不上由口吃進真正的食物，這也是維持腸道正常菌種的最好方法，而且只吃食物原來的樣子，不要認不出食物原本的形狀，只要變更烹調方式也能很美味；當然，加工過的食物或食品更是敬而遠之。

癌症第四期不曾停歇的治療了快五年，不敢說是奇蹟，至少也卯足了全力，面對疾病戒慎恐懼，如臨深淵如履薄冰；這一路的治療與副作用處理，就是降低身體不適，維持住體能與行動能力，才能繼續面對疾病，也盡可能維持原有的生活品質。

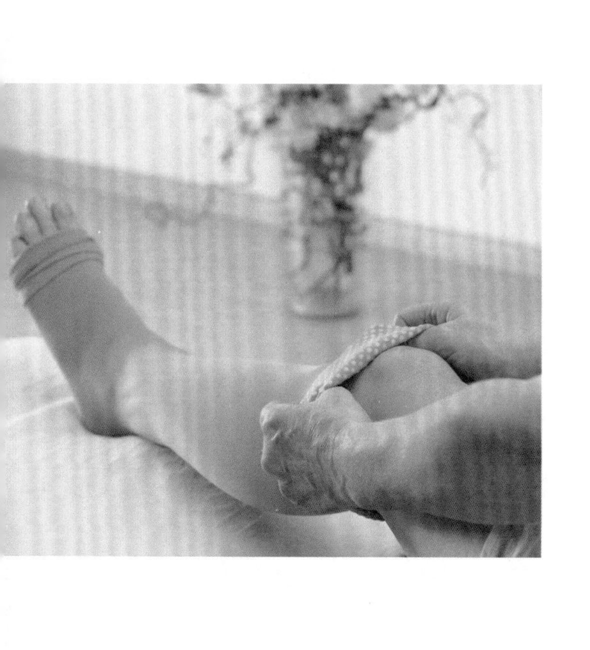

什麼是癌症疼痛？

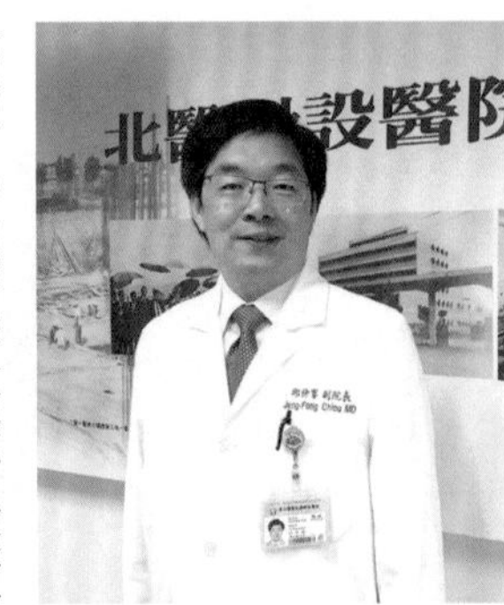

諮詢／台北醫學大學附設醫院副院長 邱仲峯
文字／整理 林思宇、閔芳駒

肺癌末期的黃先生，最近性格大變，動不動就發脾氣，對太太頤指氣使，對寶貝女兒也是大小聲。

「我覺得你是個知書達禮的人，知道你的脾氣原本也是不錯，你現在是不是真的很痛？」

當問話一出，黃先生的眼淚瞬間快要奪眶而出，表情顯露出「終於有人懂我了」，原來忍痛好一陣子的他，已經覺得身體快要承受不住，但卻還是告訴自己要「忍、忍、忍」，沒想到忍痛是這麼讓人痛到難耐，焦躁的脾氣更使親人退避三舍疏離自己。

上述個案是患者本身不敢把痛說出口，不斷隱忍著痛，最終不但沒解決疼痛問題，也與家人關係惡化。其實腫瘤科醫師在臨床上常遇到許多不可思議的現象，像是家人以為患者無病呻吟，還不斷地的勸病患要「忍痛」，每當遇到這種情形，我總是會先問問陪伴的家人有沒有牙齒痛的經驗，先讓家人自己回想一下曾經牙痛的感受，再告訴家人患者現在的痛「是十倍的牙齒痛」，家人頓時恍然大悟，才真正明白到患者正承受著如此令人不適的巨大疼痛。

什麼是癌症疼痛？

簡要來說，就是因癌症所引起的疼痛。癌症所衍生的症狀及合併症隨侵犯的部位及範圍有所不同，引發癌症疼痛最主要的原因有：因癌症的發展而直接造成的疼痛，包括：癌症侵犯內臟器官、癌症轉移到骨骼，或癌症侵犯外神經造成壓迫等，以及治療癌症所造成的疼痛，包括：外科手術、化學治療、放射線治療或其他治療產生的副作用。

疼痛是一種複雜多變的症狀，隨著癌症病情的改變、治療的影響、及病人的生理與心理狀態……等而變化，因此，疼痛處理對於癌症病人來說，絕對是第一優先順序。曾經有位癌症病人因急診到院，許多醫師會先安排照X光、電腦斷層、抽血等檢查項目，等待檢驗數據出來後再針對病情進行處理，每遇到此情形，總是趕緊提醒急診醫師，先為病患止痛再說，只要先解決病患的疼痛問題，也就等於解決了大部份的問題了。

所以在診間裏，我問診的程序也很不一樣，只要有發現病患很痛的樣子，就會先請患者稍停，等一下再陳述過去病史，首先要務是處理好病患的疼痛問題，問診可以之後慢慢再說。

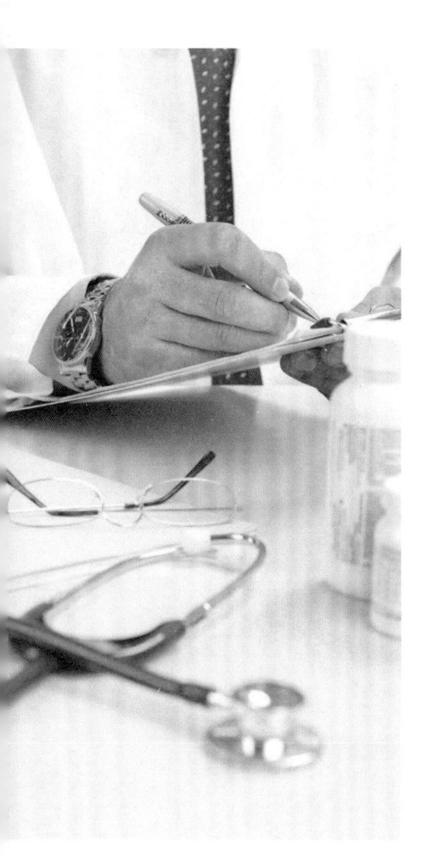

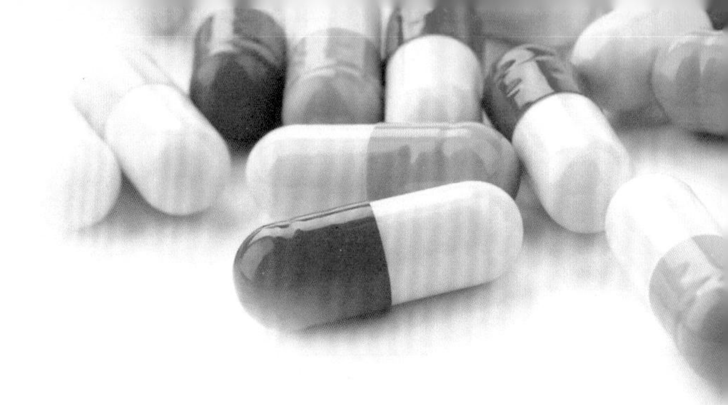

疼痛是個人主觀的感受

別以為疼痛沒什麼，是繼呼吸、心跳、血壓、體溫之後的第五個生命徵象。根據研究統計，癌症患者約七到九成都有不同程度的疼痛問題，因此「疼痛控制」對癌症患者而言，是非常重要的，這也是為何許多腫瘤科醫師都會預先告訴病患，未來可能會發生的疼痛，好讓病患先有預期的心理準備。

疼痛是個人主觀的感受，有可能是惡性腫瘤壓迫神經、骨頭、身體的器官，及癌症的治療與副作用，或是與癌症無關的疼痛，例如頭痛或是關節炎。此外，也涉及生活經驗之直接或間接影響，例如心理情緒、靈性以及社會文化因素，致使病患產生疼痛的感受。

因此，無論是醫師或是家屬，當病患只要說「痛」時，就要「相信」病患說的話，因為癌症疼痛不是一般的疼痛，患者會因此吃不下、睡不著、營養不良、情緒焦慮時，抵抗力就會明顯減弱，反而不利於癌症治療，所以，「疼痛對於癌症病人而言，不只是痛的問題，還是全身的問題」。

破解止痛藥的迷思

不過，在診間也曾遇過要為病患開立藥物解決疼痛時，卻被病患拒絕。原因是病患聽到「嗎啡」兩個字就聯想毒品，然後又與「成癮」畫上等號，這不只是病人的擔憂，也是部份醫療人員的疑惑，現階段在醫院內除了疼痛科、血液腫瘤科、安寧照護被規定一定要接受完整的疼痛訓練外，其他許多科別對疼痛處理尚停留在初級觀念，因此，無論是病患或是部份醫療人員對「嗎啡」產生極大的誤解，不但誤以為醫院開的「嗎啡」止痛藥，等同是毒癮者用的毒品「嗎啡」，還認為使用嗎啡止痛是不是等於病情嚴重、或是永遠脫離不了止痛，而醫療人員也因為對嗎啡的不瞭解，而不敢為病患使用嗎啡止痛，這完全是錯誤的觀念。所以我常跟學生講個笑話，醫院開立給病人吃的「嗎啡」，如果放在路邊，毒癮者經過時，連撿都不會撿。這表示毒癮者知道「醫院的嗎啡吃了也沒有用，根本無法帶來所謂毒品產生的興奮作用」，甚至仍有少部份醫療人員對於嗎啡的成份與使用觀念上還需再增進。

外界將嗎啡污名化，是「非常錯誤」的觀念，因為真相是，檢視所有的止痛藥，鴉片類嗎啡等藥物不但最能有效止痛，而且副作用較少，相較其他非類固醇止痛藥帶來的危險性也更低。像是大家在藥局最容易買到的「普拿疼」止痛藥，雖然標註「非類固醇用藥」，但若過度依賴服用時，可能會造成肝衰竭，或是其他類的止痛藥，也會有傷胃、傷腎等副作用問題。

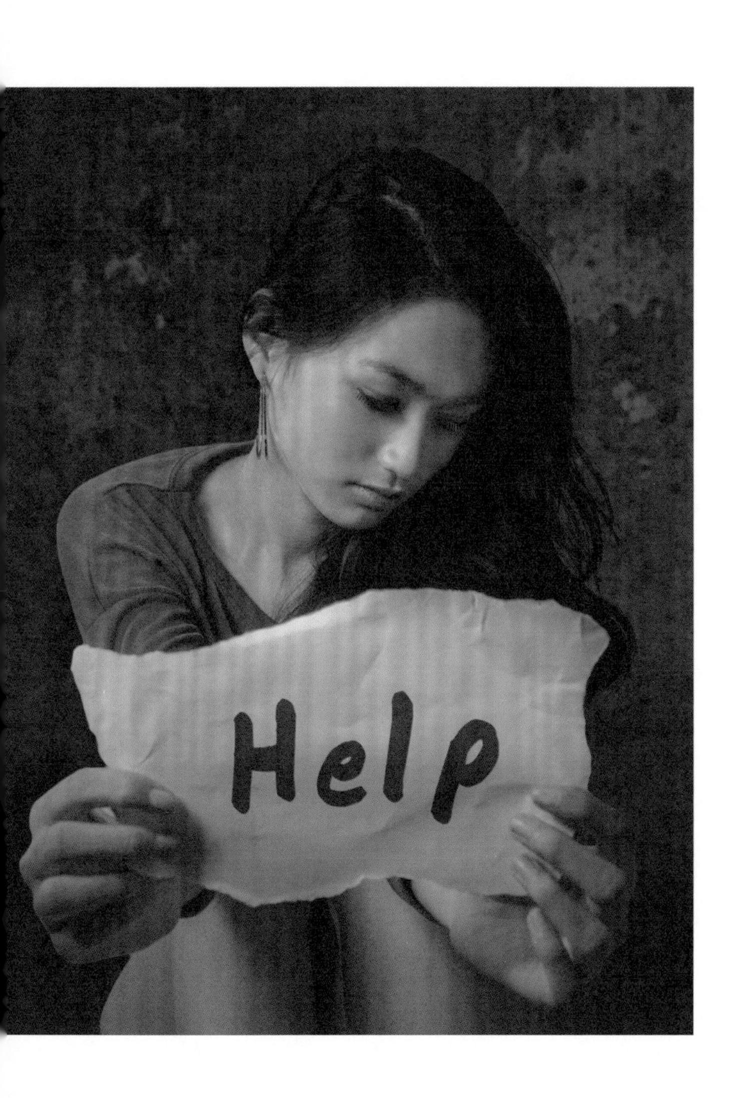

嗎啡當然也有副作用的問題，像是便秘、嗜睡……，這些副作用都是可以事前預防或是事後緩解，例如便秘的狀況，就可以調整食物內容多吃蔬果，或是使用軟便劑來排除便秘困擾，如果有嗜睡情形，只要不危及生命狀況，事實上多睡一點，也沒有關係，幾天後身體會適應藥物的副作用，自然而然嗜睡的情況就會減緩許多。

有些病人不想使用嗎啡，是因為擔心自己以後脫離不了嗎啡，誤以為只要吃了之後就要一直吃下去，這樣的想法，借一句流行語來說「想太多了！」醫師開立止痛藥會依病患疼痛程度而作增減，會以固定觀察時間作評估，當原開立的藥量無法止痛時，才會再增加藥劑量，如果需要較長時間服用止痛藥時，病患也無須慌張，只要想成自己是每天吃高血壓藥來控制血壓的病人，就如同吃止痛藥是為了控制疼痛一樣，所以別擔心上癮的問題，至少從未聽聞過「吃血壓藥，吃到上癮」這件事吧！

另外，還有一些病患明明拿了醫師開立的止痛藥，但當疼痛發生時，卻寧可忍痛也不願意吃藥止痛，這是因為刻板印象，總認為吃藥等於病情加重，所以才會要吃止痛藥，為了不想要病情加重，自然也就拒吃止痛藥，如此駝鳥心態並沒有辦法解決疼痛的問題！因為服用止痛藥與病情好壞完全無關，不吃止痛藥也絕對不表示病情就會好轉，甚至有可能會造成免疫力下降而影響病情，其實吃止痛藥目的在於，讓病患不再承受疼痛困擾，可以吃得下、睡得著，提升生活品質，才有體力繼續接受治療。曾經有位病患，聽完用藥說明後終於願意吃止痛藥，經過十五至三十分鐘之後，原本的疼痛感減緩了，突然有一種如釋重負的感覺，然後迫不及待地說「早知道，趕快吃！」甚至還有病患覺得自己的病情「已經好一半了」。

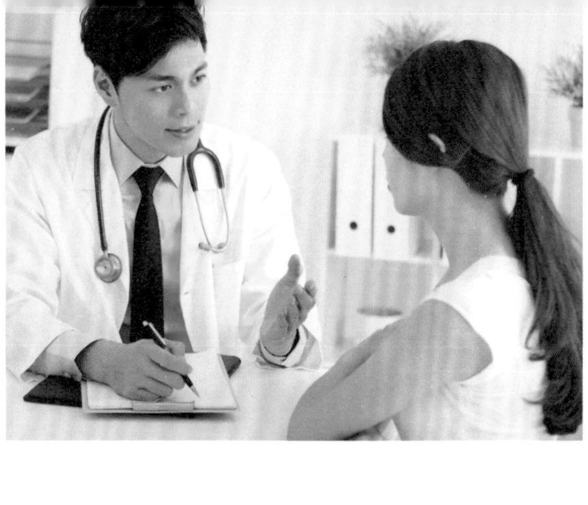

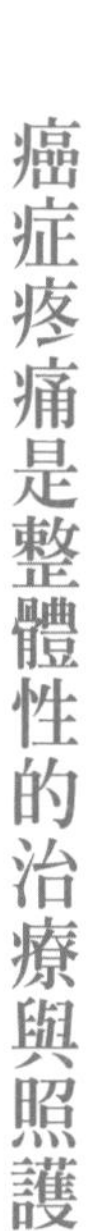

癌症疼痛是整體性的治療與照護

止痛真的很重要！許多研究結果顯示，癌症止痛與生活品質有「絕對直接」的關係，有良好疼痛控制的病患與受疼痛困擾的病患，前者相較後者，生活品質明顯提升許多。知名醫學期刊《新英格蘭》雜誌刊登的研究也指出，肺癌末期患者在未做任何積極治療的情形下，有接受止痛與安寧緩和照顧的患者平均存活期達十一點六個月，而一般患者平均存活期則為八點九個月，可見疼痛控制不只是生活質量的指標，還有延長存活期的效果。

嗎啡止痛的成效，當然會因個人先天體質而有所差異，目前約有一成左右的病患對於瑪啡止痛效果反應不佳，因此除了藥物治療外，還有非藥物的治療方式，可以從心理、宗教、按摩、芳香療法、物理治療、熱冷敷等進行止痛的改善，之前有一位病患，不管採取任何治療方式，常常還是喊痛，但是只要讓這位病患打麻將，二個小時打下來，非但沒有喊痛反而還露出快樂的笑容呢！根據研究指出，約有五成以上的癌症疼痛，是從心理層面改善的，因此，癌症疼痛是整體性的治療與照護。

病患一定要切記，無論病情如何，就是千萬不要忍痛，也別擔心醫師誤會或認為自己是難配合的病人，一定要主動告訴醫師「我很痛」，並積極地和醫師討論自己的疼痛問題，假若一直未能有效解決疼痛狀況時，建議也可以尋求疼痛科的協助，同時非醫療人員的參與也是很重要的，像是親友的支持，有些疼痛並非是生理引起，反而是心因性所造成的，親友若能感同身受，一起站在病患角度找出疼痛原因，說不定以身、心、靈的方式就能緩減疼痛，而不需要以藥物來控制。畢竟癌症疼痛不是忍一下就能過去的事，疼痛不但會持續發生，還會增加疼痛頻率，越不處理只會變得更痛，不僅影響生活品質、親人關係惡化，甚至還會延誤病情醫治，那真是太不值得了！

常見的癌症疼痛

諮詢／台北醫學大學附設醫院副院長 **邱仲峯**
文字／整理 林思宇、閔芳駒

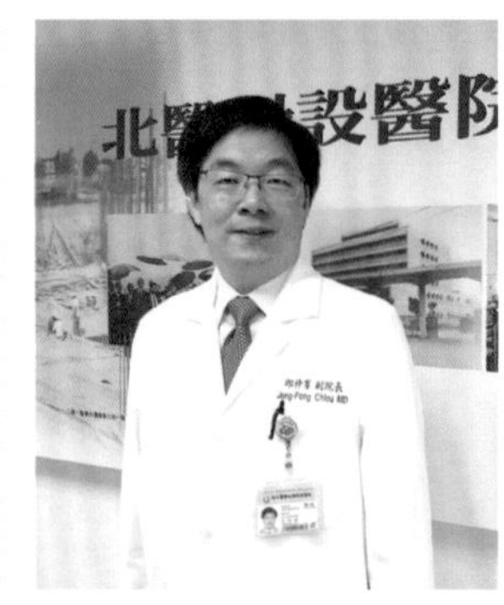

疼痛是癌症病患最常面對的嚴重問題，若病患因為疼痛不止，會嚴重影響病患持續治療的意願及成效。根據研究顯示，早期癌症病人，約有三成曾經感受到中度以上的疼痛，而一旦疾病進展時，將有高達七成五的晚期病患會面臨中、重度以上疼痛的問題，其中還有三成左右病患須忍受著嚴重的疼痛，因此，在癌症疼痛的處置上，醫師們都會儘速先為病患減痛，最多以不超過三天的時間內，來幫助病患有效控制疼痛。

常見的癌症疼痛

有疼痛經驗的人都知道，無論外觀是否看得出來，但實在是難受到什麼事情都提不起勁，一般疼痛都如此，更何況是癌症患者的疼痛？依疼痛類型可分為以下三大類：

一、體感性疼痛（Somatic Pain）

體表、肌肉和骨骼受損引起的疼痛、患者可明確指出痛處。其疼痛性質常為刀刺樣痛、銳痛、搏動性痛等。此類疼痛對止痛藥物的反應最佳。

二、內臟性疼痛（Visceral Pain）

內臟或器官疾病疼痛，有悶痛、隱隱作痛、絞痛、脹痛或其他部位的反射痛。引起的原因包括臟器受損、中空器官阻塞、平滑肌肉痙攣等。其特點為定位困難，表現亦較含糊，如悶痛及絞痛等，甚至有時會以不明的體表性疼痛出現。患者也可能出現自主神經障礙的症狀如噁心、嘔吐、低血壓、心搏過緩、冒汗等。

三、神經病變痛（Neuropathic Pain）

神經受損或受壓所致，常會引起劇烈的疼痛，常需要合併使用治療疼痛輔助劑方能控制。其性質為多變化，如灼痛、刺痛、電擊痛等。患者也可能經歷各種不適的感覺如感覺異常（dysesthesia）、觸摸痛（allodynia）、痛覺過度（hyperesthesia）或是痛覺遲鈍（hypalgesia）。

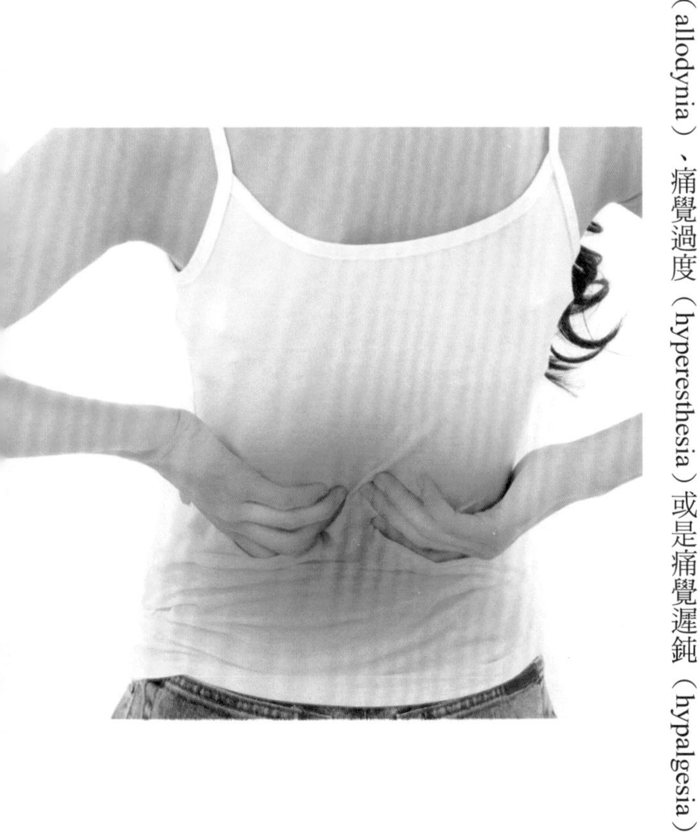

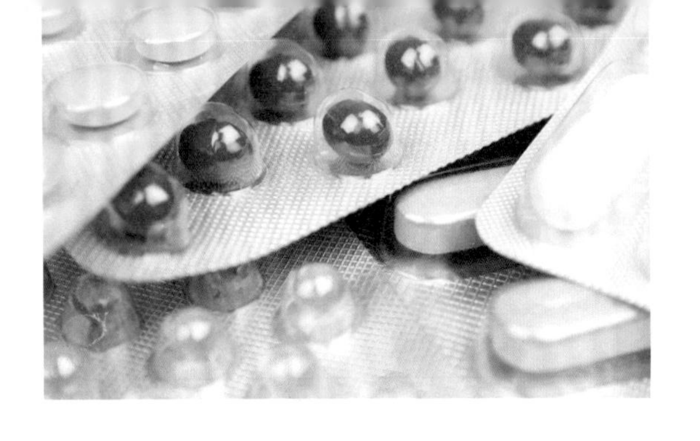

隨著癌症疾病歷程的進展，疼痛是癌症病患一定會碰到的狀況，以下依發生疼痛時間的因素，將癌症疼痛分成以下三類：

（一）急性癌症疼痛（Acute cancer Pain Syndromes）

顧名思義，這種疼痛發生的又快又急，大多是因組織損傷或發炎所引發的疼痛，當受損的組織痊癒後，疼痛也會跟著消失，急性疼痛通常較容易被診斷，以及可以辨別疼痛原因，其症狀時間短暫，且治療後即可復原。可以用止痛劑治療。例如化療注入技術引起之疼痛或腫瘤之栓塞處理等疼痛。一般以三個月至六個月作為急性疼痛與慢性疼痛的分界點，如果疼痛持續存在，可能會逐漸轉變為心理上或生理上的其他病變。

急性癌症疼痛症候群，包含因診斷或治療介入所引起的疼痛：

1、診斷介入所引起的疼痛：腰椎穿刺、切片檢查、乳房攝影時的疼痛等。

2、治療介入時所引起的急性疼痛：手術後、腫瘤之栓塞處理、肋膜腔注入藥物的處置、子宮頸冷凍手術等引起的疼痛。

3、止痛技術引起之急性疼痛：局部麻醉劑滲透、類鴉片類藥物注射、硬膜外腔穿刺等此類的疼痛。

4、抗癌治療引起之急性疼痛：化療注入技術、化學治療毒性、賀爾蒙治療、免疫療法及放射線治療等。

5、炎症引起之急性疼痛：急性皰疹性神經痛等。

6、與血管方面有關的疼痛：急性栓塞引起的疼痛等。

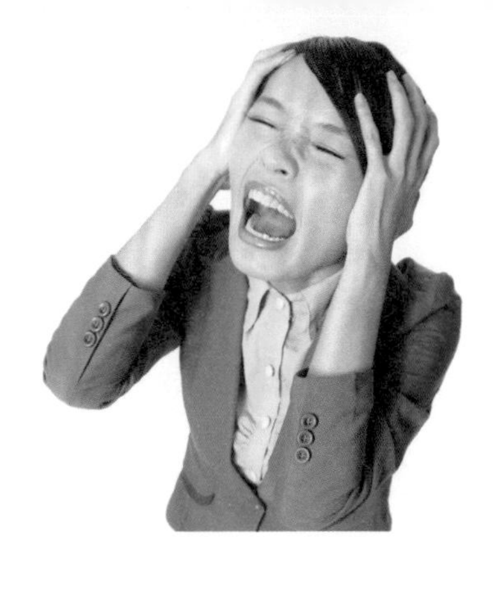

（二）慢性癌症疼痛（Chronic Pain Syndrome）

疼痛持續的時間超出正常組織痊癒的時間。在疼痛發生初期，有些疾病即已預期疼痛可能會延續更長的時間。通常是指持續六個月以上的疼痛，例如骨骼疼痛、骨骼轉移、內臟，及複雜性局部疼痛症候群等。

慢性癌症疼痛症候群包含：

1、骨骼疼痛、骨骼轉移

2、腦內腫瘤

3、侵犯周邊神經系統引起的神經病變性疼痛

4、內臟及其他與腫瘤相關的疼痛症候群

5、治療癌症合併的化療藥物毒性引起的神經病變

6、放射線治療引起的慢性骨盆腔疼痛

（三）突發性癌症疼痛（Breakthrough pain）

從英文字義來解釋比較容易理解，所指的是病患突如其來的暫時性疼痛超過平常疼痛的平均強度，大約有百分之六十四的癌症病患會發生突發性癌症疼痛，目前最被接受的定義為任何急性、暫時性，且超越病人穩定控制時可忍受強度的疼痛，其狀況為發生的幾分鐘內即達到強烈疼痛的高峰，持續時間平均十五分鐘到三十分鐘，平均每日發生以不超過四次為原則。若每日發生突發性癌症疼痛的次數太多，就應該檢視原來的止痛藥之劑量是否不足。

突發性癌症疼痛之特性包含：

1、給藥後期疼痛：

常出現在常規藥物給予前，原因為止痛藥的常規（around –the-clock, ATC）劑量不足或是給藥的頻率太長而產生的疼痛，只要調整藥劑量及頻率就可以得到改善。

2、原發性疼痛：

指無顯著特定的引發原因，通常是病程惡化所導致，因為不可預期的特徵，對於處置來說也是較困難的。

3、伴隨性疼痛：

又稱之引發性疼痛，大部分病患的突發性癌症疼痛都屬於這一類。此類癌症疼痛又可以分為可預期性疼痛，如因為移動、活動之因素，像是運動、排便、排尿或呼吸所伴隨而來的疼痛。及不可預期性疼痛，例如打噴嚏、膀胱痙攣或咳嗽所引發的。

當疼痛發生時，其實病患也可以主動告訴醫師自己疼痛指數，可使用分數方式來告訴醫師，讓醫師能夠更快速的瞭解目前的疼痛狀況，提供最適合解決疼痛的治療方案。所以建議病患可善加使用《疼痛評分量表》，依據量表上的疼痛分級，選出最能代表自己疼痛感覺的分數或臉譜，若當下沒有《疼痛評分量表》可運用時，病患也可以自行先把痛的感覺分為十分痛、五分痛及無痛，先想想曾經最痛的感覺是什麼，讓你想到絕對害怕的這個痛，就可以設定為十分痛，然後再把最痛的感覺減半後，就設為五分痛，到了診間就能清楚而明確的告訴醫師自己的疼痛分數，只要達三分以上，醫師就會立即協助處理。

「喊痛」是病患的權利

當病患面對癌症疼痛時，請記住「疼痛絕對不是難以啟齒的病情」，並且有兩個關卡千萬別自我設限，而且一定要突破。

第一關就是自己，別認為罹患癌症，發生疼痛是必然的事，所以一定要忍耐，事實上忍痛的結果，往往沒有因此改善病情，反而讓自己的生活品質受到影響，最後就像是啞巴吃黃蓮，有苦口難言！

再來第二關就是，遵從醫師的止痛建議，無論是開立藥物或是以非藥物方式治療，目的都是為了幫助病患減輕疼痛的不適，如有對醫師建議有任何疑問，也可以進一步提出並與醫師當面討論，找出最適合自己治療疼痛的方式。千萬別道聽塗說，錯把坊間傳言當成正確答案，到最後還是痛在己身，所以呼籲病患「聽醫師的話」真的很重要！

別忘了，「喊痛」是病患的權利！但是配合醫囑、積極面對、接受治療，才能從根本解決疼痛問題。

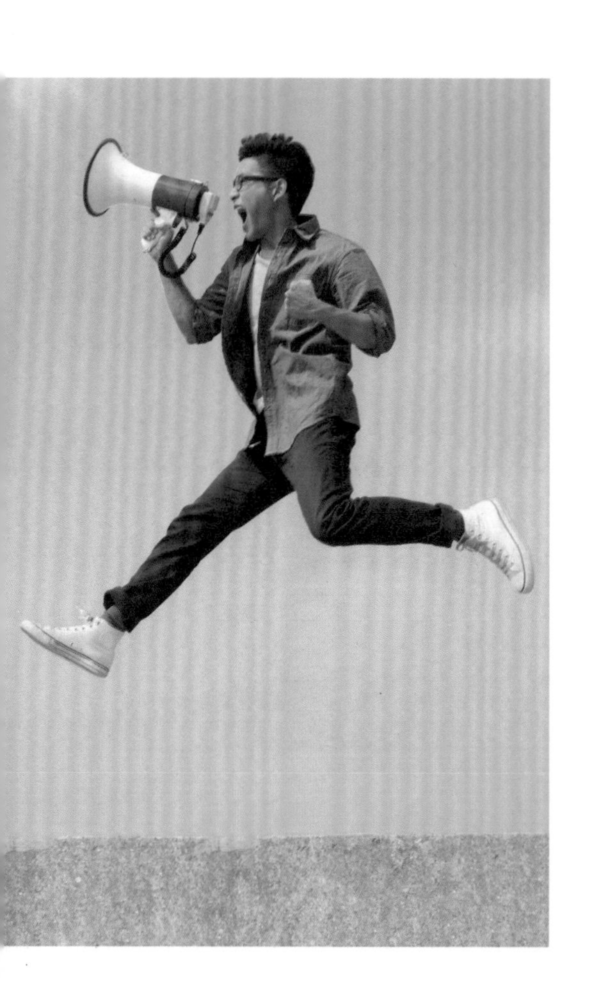

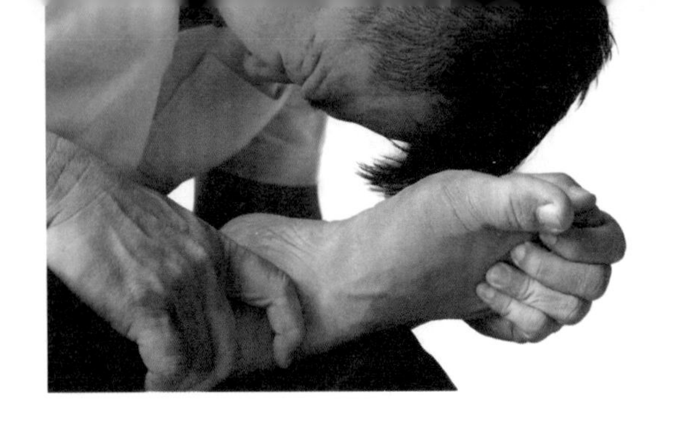

如何說出癌症疼痛

臺北醫學大學・部立雙和醫院 護理部督導長 蘇玉珍
整理 鄭筱薇、游懿群

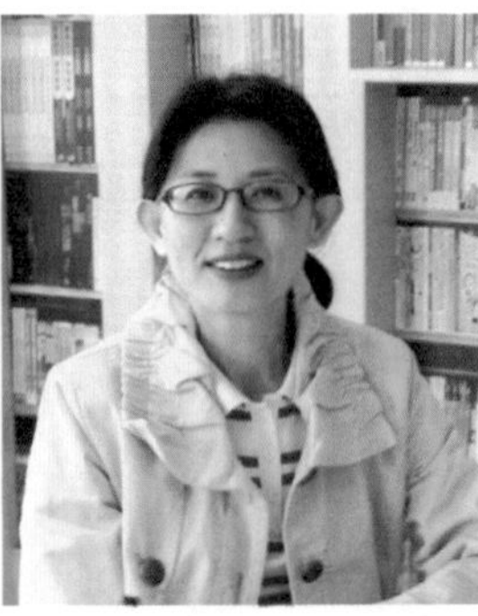

疼痛為患者的主觀感受，為患者的知覺與情緒上帶來許多不愉快的經驗，然而如此不愉快經驗，只有患者自己本身最清楚疼痛為自己帶來的各方面影響。因此當患者感受到疼痛不適情形時，不要隱忍疼痛，由患者自己和照顧者勇敢的向醫護人員提出疼痛狀況，此外，也可以把自己當下的疼痛感受紀錄下來，可參考《疼痛管理日誌》（如表格一），當提供的疼痛訊息越完整、越詳細時，醫療人員才能清楚瞭解患者的疼痛問題，透過醫病間的互相合作，共同擬定出緩解疼痛的計畫方案，才能有效率的緩解疼痛，而在進行過程中若有出現任何的變化，也應和醫護人員提出討論，隨時修正。

透過下列簡單的描述，可以幫助患者及照顧者學習當疼痛來臨時，透過自我評估方式，完整、詳細的紀錄下來，以利與醫護人員進行討論，達到有效的疼痛控制。

一、疼痛分數為何？

可以透過《疼痛評分量表》（如圖表一），以0到10分中間選擇一個數據來說明目前所感受到的疼痛不適強度，0分表示不痛，10分為最嚴重的疼痛；若是無法以分數來說出疼痛強度時，也可以透過臉譜圖中的疼痛表情，來表達自己的疼痛強度。

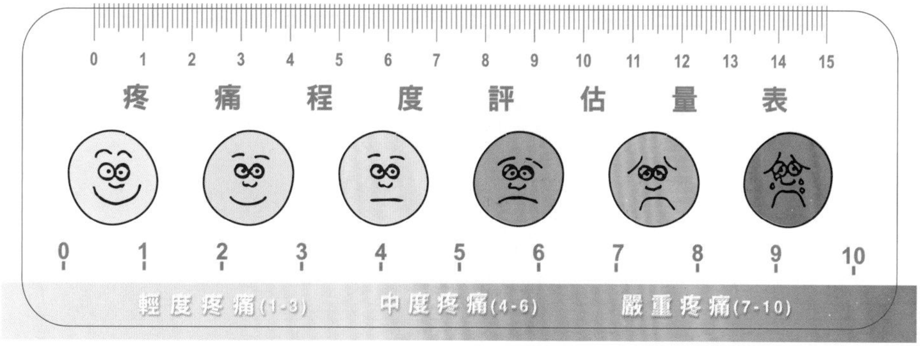

疼痛程度評估量表

輕度疼痛(1-3)　中度疼痛(4-6)　嚴重疼痛(7-10)

圖表一：《疼痛評分量表》

QUALITY OF LIFE

二、疼痛的位置在哪邊？

清楚描述出現疼痛的位置，總共有出現在那些地方，是表層處的疼痛，還是深層部位的疼痛。

三、疼痛的感覺為何？

疼痛的感覺非常多種，例如：刺痛、刀割痛、鈍痛、悶痛、抽痛、壓痛、燒灼痛、脹痛、麻痛、痠痛、絞痛或觸電般的痛感，透過對痛的感覺的描述，幫助醫療人員可以進一步了解引起疼痛的原因。

四、什麼時候會出現疼痛？

什麼時候開始出現疼痛？每次的疼痛會持續多久的時間，是持續性的痛，還是間斷性的痛？是否有固定出現疼痛的時間呢？

五、痛的頻率有多久？

大約多久會痛一次呢？

六、影響疼痛的因素為何？

通常在什麼樣的狀況下，疼痛可以獲得改善、或是讓疼痛變得更厲害？

七、疼痛是否影響到日常生活？

觀察在日常生活中的食慾、注意力、活動、睡眠、情緒以及人際關係互動上是否因為疼痛帶來影響。

八、當出現疼痛時是否伴隨著其他症狀出現？

在感受到疼痛不適時，是否同時出現了其他的症狀，例如：噁心嘔吐、頭暈目眩、冒冷汗⋯等不適症狀。

九、是否有疼痛的治療病史？

是否曾經有治療疼痛的經驗？有使用過那些方式？服用過哪些藥物？治療效果如何？是否有副作用的產生呢？

建立專屬自己的疼痛管理日誌

在癌症疼痛中，有各種不同的組織類型及致病機轉。而長期癌症疼痛的病患，更因恐懼、憂鬱、絕望，而強化對疼痛的感受。此外，不同的文化背景、個人經驗等，也會影響對疼痛的感覺。

為幫助癌症病患有效控制疼痛，並獲得最佳醫療照顧，及提高生活品質。建議病患自行做一份《疼痛管理日誌》，將平日的疼痛狀況仔細紀錄下來，如此一來，有利於和醫師作溝通討論，並可協助醫師更快的瞭解患者疼痛控制情形，紀錄內容可參考《疼痛管理日誌》（表格一），並可依據以下類型代碼作紀錄，患者也可以自行調整，設計出最適合自己的《疼痛管理日誌》。

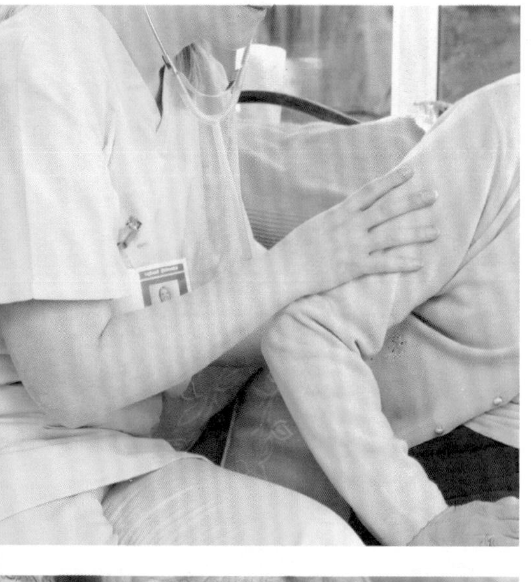

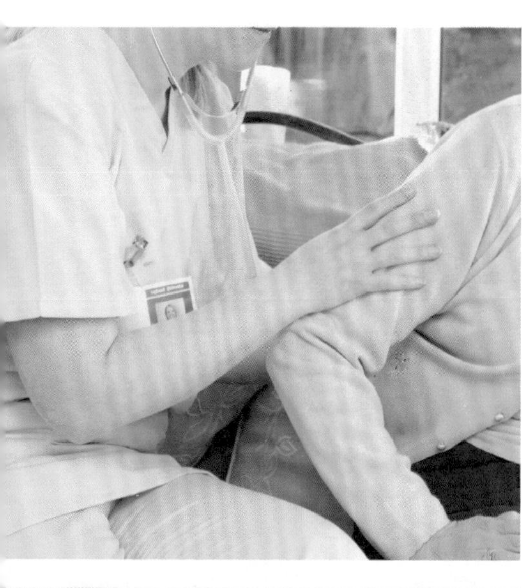

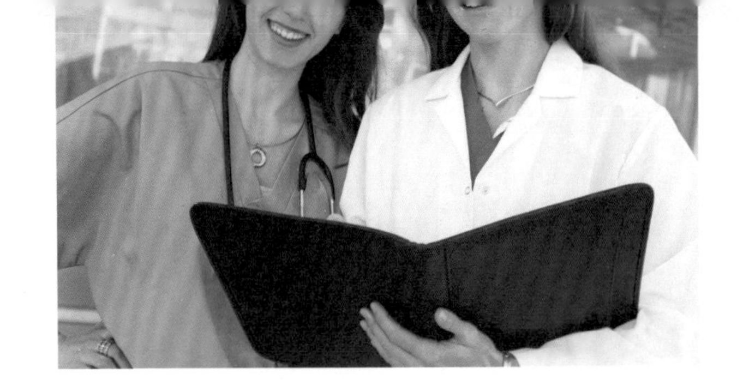

疼痛處置			疼痛處理方法				治療後反應					備註
時間	疼痛分數	疼痛部位	疼痛性質	意識狀況	藥物/劑量/途徑	非藥物性措施	時間	疼痛分數	疼痛部位	疼痛性質	副作用	

表格一：《疼痛管理日誌》（引自成人癌症臨床照護指引）

⊙疼痛性質代碼：

1- 刺痛、2- 刀割痛、3- 鈍痛、4- 悶痛、5- 抽痛、6- 壓痛、7- 燒灼痛、8- 脹痛、9- 麻痛、10- 痠痛

⊙非藥物性照護措施代碼：

1- 冷敷、2- 熱敷、3- 芳香療法、4- 放鬆訓練、5- 治療性按摩、6- 穴位按摩、7- 轉移注意力
8- 正念減壓、認知療法、9- 其他 ___________

⊙副作用代碼：

0- 沒有、1- 便秘、2- 噁心、3- 嘔吐、4- 呼吸抑制、5- 尿滯留、6- 皮膚癢

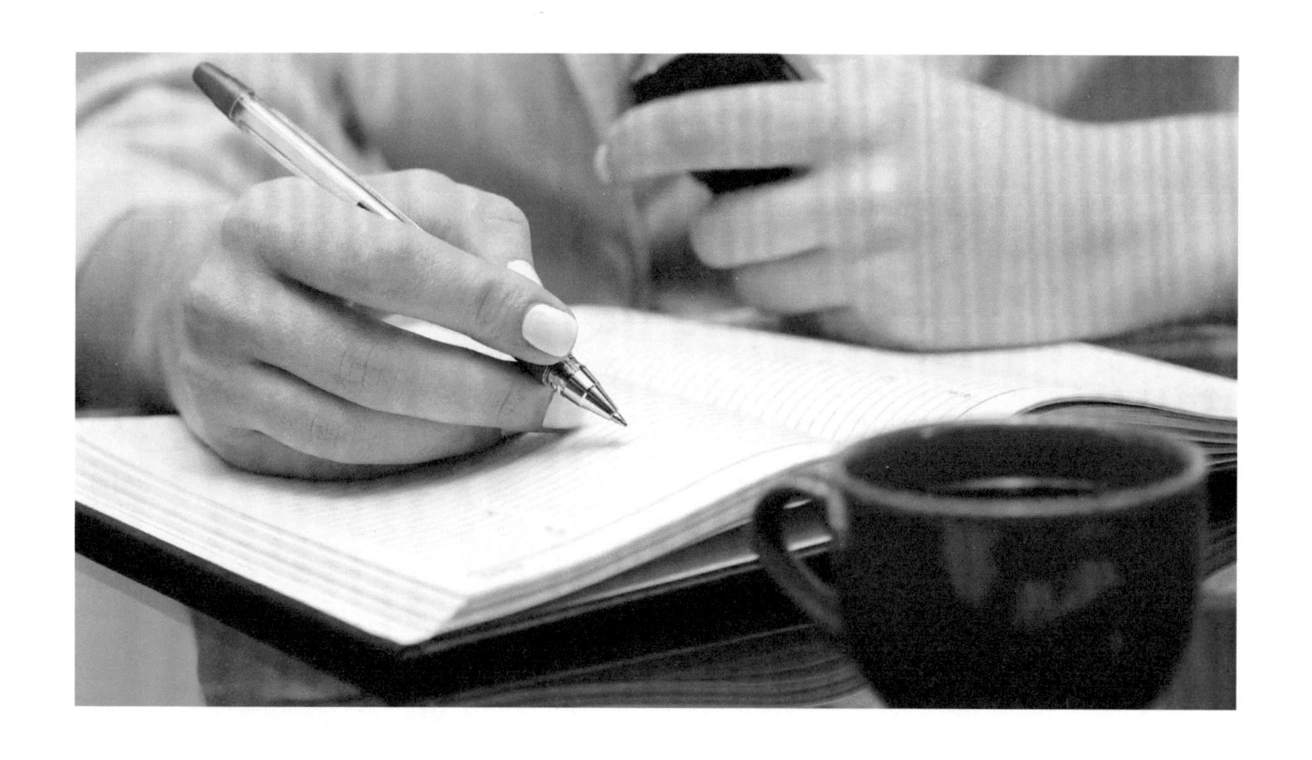

《如何說出癌症疼痛》、《減緩癌症疼痛——非藥物治療》參考文獻：

胡文郁、陳婉榆、羅淑芬、陳書毓、黃瀚新、陳幼貴（民 100）。成人癌症臨床照護指引。腫瘤護理雜誌，11，87-127。

黃惠美、郭素真、王靜惠、張益文、周幸生（民 101）。建立成人癌症病人疼痛非藥物處置之臨床照護指引。榮總護理，29(2)，145-158。

李雅萍、黃馨葆、蔡兆勳、陳慶餘、邱泰源 (民 101)。癌症疼痛控制的現況。安寧療雜誌，17(1)，62-75。

唐秀治 (民 86)。癌症症狀徵候護理。台北市 : 匯華圖書出版有限公司。

減緩癌症疼痛【藥物治療與副作用】

諮詢／臺大醫院腫瘤醫學部主治醫師 邵幼雲
文字／整理 林思宇、閔芳駒

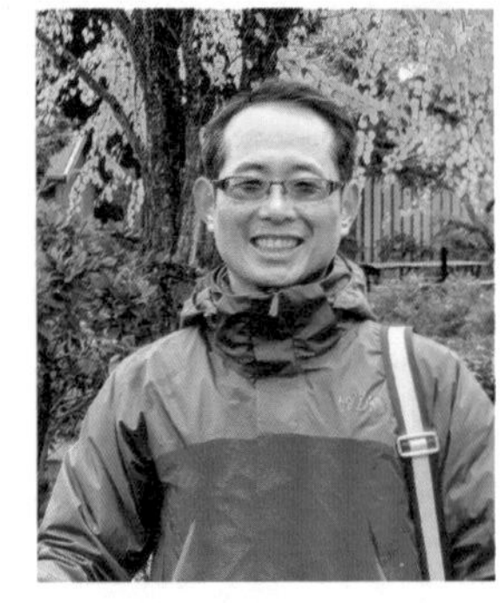

痛是人類最厭惡與害怕的感覺。打從孩提時期開始，幾乎每一個人都有不悅的疼痛經驗，不論是蛀牙或跌打損傷，劇烈的疼痛都會為我們帶來痛苦。對於癌症病人，痛更是最為常見的症狀。根據統計，約七至九成的癌症病人都有疼痛問題。大部分的人所遭遇的疼痛或許都只是急性疼痛或較輕微的疼痛，所以一般的非類固醇止痛劑（non-steroidal anti-inflammatory drugs）常足以抑制；也因為如此，民眾對「止痛藥」的認知也就常停留在非類固醇止痛藥而已。然而，對於患有慢性劇烈疼痛的病人，例如癌症病患，使用這些一般藥局就買得到的非類固醇止痛藥，常有不足之處。因此，為了罹患癌症併有慢性中重度疼痛的病患之醫療權益，各國的癌症疼痛指引，都把鴉片類（opioid）止痛藥列為癌症病患止痛的首要藥物。

不過，許多病患在診間聽到要開立「鴉片類止痛藥」時，就會自動聯想到「毒品」兩個字，因此到最後會發現約有三分之一至四分之一的病患會出現以下狀況，一是「痛了不講」，明知道最好的止痛方式是吃「鴉片類止痛藥」，但是打從心底就是排斥，所以寧可忍痛、也不跟醫師喊痛。二是「拿了不吃」，雖然醫師有開立藥品，但是擔心自己吃了之後，疾病問題解決了，但卻變成要去「戒毒」，所以拿了藥卻不吃。無論是那種情形，說穿了這二者「痛了不講」、「拿了不吃」，都是因為對「鴉片類止痛藥」有錯誤的認知，最終造成惡性循環的結果，非但沒有解決疼痛問題，反而還影響了病情。

多數人會有此誤解，或許是受名稱所累，亦或是教育不足，在台灣一般民眾、甚至一些醫療從業人員心中，常把鴉片類止痛藥當作毒蛇猛獸，並對其有許多錯誤認知。在癌症病人越來越多的台灣社會，對於一個可以為癌症病人帶來巨大福祉的藥物，我們有必要具備正確的認知。

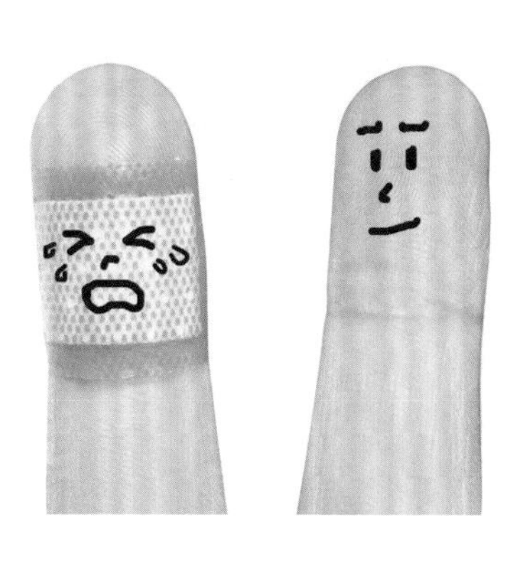

癌症疼痛治療原則

疼痛的類型主要可以區分為體感性疼痛、內臟性疼痛和神經性疼痛。其中體感性疼痛是一般健康人大部分時候遭遇的痛覺，是皮肉筋骨之痛；體感性疼痛通常定位非常清楚，痛的感覺相當尖銳，對於一般非鴉片類藥物就有還不錯的反應，比如說痛風的痛，病人經常可以很清楚的表述是哪一個關節，甚至是內側或外側。內臟性疼痛顧名思義是內臟器官受到傷害而造成的疼痛，通常位置相當模糊、難以清楚描述，有時會伴隨著其他症狀，例如臉色蒼白、冒汗、噁心、嘔吐等，有時痛的位置還會牽引到其他位置，例如膽囊發炎的疼痛，有時會連帶右上後背部；內臟性疼痛對非鴉片類藥物的反應，就沒有像體感性疼痛那麼好，所以常需要使用到鴉片類藥物來處理。神經性疼痛則是神經直接受到傷害而造成，所以通常會伴隨神經的症狀，病人可能會感覺到刺、麻、搔癢、火燒等感覺一併出現；神經性疼痛對不論哪一類止痛藥的反應，都比體感性疼痛及內臟性疼痛來得差，所以經常得加上輔助性藥物。

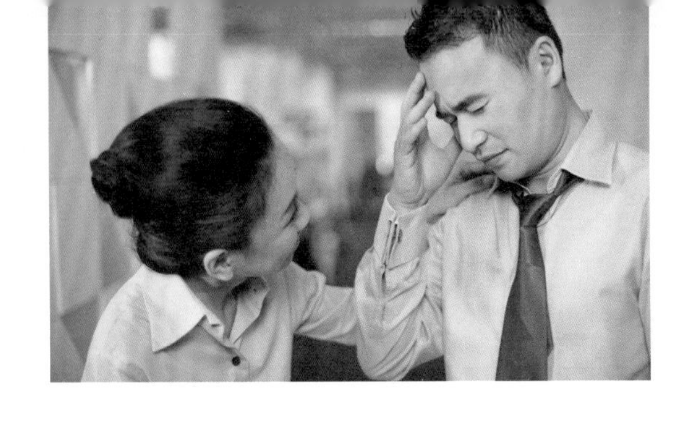

癌症患者的疼痛狀況是很複雜的，通常不會只有一個部位，或是一種類型的疼痛，經常是體感性疼痛、內臟性疼痛和神經病痛變混合發生的疼痛；而其中，又以內臟性疼痛最為常見，畢竟，許多常見癌症都是由內臟器官原發、或轉移至內臟器官。如前述，內臟性疼痛對非鴉片類藥物反應較不理想，再加上癌症疼痛通常強度較高，非鴉片類藥物不足以抑制。所以，鴉片類藥物在癌症疼痛控制上有舉足輕重的地位。近年來歐美治療癌症疼痛的準則中，都已不再強調或直接揚棄三十年前世界衛生組織（WHO）「疼痛階梯」的概念，甚至於不再僅限於使用鴉片類藥物在癌症疼痛，其他中重度以上的非癌症疼痛也可以考慮使用。畢竟，如果病患的疼痛是七分的內臟性疼痛或十分的體感性疼痛，怎麼可能預期一般的非鴉片類藥物會足夠呢？或明知道無法止痛，還要病患忍受無畏的疼痛與不適呢？因此，對於使用止痛藥物熟悉的醫師，在檢視病患的疼痛狀況後，只要癌症病患有止痛需求時，就可直接使用鴉片類止痛藥，甚至是強效性鴉片類止痛藥。

止痛藥物除了前述的區分：非鴉片類藥物及鴉片類藥物外，其中鴉片類藥物又因其使用方式、效果、機轉的不同，區分為「弱效性鴉片類止痛藥」及「強效性鴉片類止痛藥」。除了方便與病患溝通外，也是大部份的醫師所為接受，但是把止痛藥物作分類，與三階段階梯式治療癌症疼痛的步驟是兩件事情，分類是為了好記、好說明、方便依病情投藥，但是階梯式治療，卻是必須按步就班的從非鴉片類止痛藥開始投藥，再視病患疼痛反應後，再使用弱效性鴉片類止痛藥，然後又繼續再評估病患的疼痛感，才會給予強效性鴉片類止痛藥，這對於疼痛不已的病患來說，實在是太折磨人了！只要瞭解癌症疼痛的醫師大多也不會贊成，這也就是為何逐漸不再依循世界衛生組織（WHO）的準則作止痛治療。

理想的癌症疼痛控制

根據健保署資料顯示，台灣所有癌症病人中有疼痛問題的佔一半，其中有使用鴉片類藥物的又佔一半，簡而言之，有百分之二十五癌症患者使用鴉片類止痛藥，其中晚期癌症病患使用量較高，但早期癌症病患也有約有三成以上會使用。

癌症疼痛的治療與一般人理解的疼痛治療最大的差異在於，癌症疼痛通常都是慢性疼痛。不像我們一般人腳扭到或外傷等，大多時候是小於一個月的急性疼痛，大多數癌症病人的疼痛可以持續超過三至六個月還成為慢性疼痛。

處理慢性疼痛，包括癌症疼痛的目標是「控制疼痛儘量不要發生」，而不是等到疼痛發生了才去止痛。設身處地的想，若總是等到痛了才吃止痛藥，要是每天不定時的會痛個四、五次，每次都是嚴重的疼痛，這樣的日子怎麼可能有生活品質？病人又如何維持生活自理呢？

既然我們希望控制疼痛儘量不要發生，但病人身上的確有癌症在興風作浪，我們就要適切的維持病患血中鴉片類止痛藥濃度，讓鴉片類止痛藥提高病患的疼痛中樞門檻，以減少痛覺的敏銳度。這樣就算癌症持續作怪，病人也不會一直地痛起來。

既然目的是持續提高病患疼痛中樞門檻，當然血中鴉片類止痛藥濃度最好能夠非常平穩，以免出現當藥物濃度低谷時產生疼痛。為了讓血中濃度平穩並讓病患使用方便，規則的使用「強效性長效型鴉片類止痛藥」就是最合理的選擇。

因此，學界都贊同強效性長效型鴉片類止痛藥是癌症病人控制疼痛的基石。

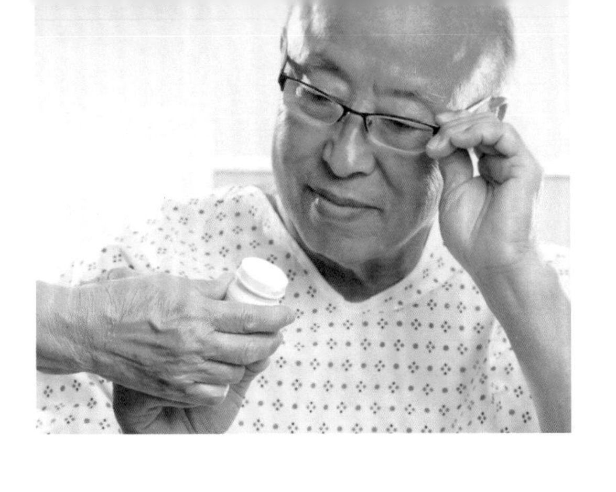

鴉片類止痛藥副作用：只要「頭過、身就過」

許多人聽到鴉片類止痛藥就聯想到很多的副作用，尤其在醫療資訊公開透明的年代，許多病患看到藥袋上列舉噁心、嘔吐、便秘、排尿困難、呼吸抑制、皮膚搔癢和意識混亂等，將近十條鴉片類止痛藥的可能副作用後，就把這些藥當成了毒藥。事實上許多在藥袋上明列出來的副作用出現機率只是百分之五以上，並不是一定都會發生。因此，只要留意劑量調整，這些藥物反而是非常安全的。

癌症患者止痛藥給予的標準程序是從最低劑量鴉片類止痛藥開始，避免一下子過高的劑量，使病人無法承受副作用，只要配合醫囑服藥，鮮少出現會危及性命的情況。若突發性疼痛頻率與強度過高，醫師會增加強效性長效型止痛藥的劑量，來達到「控制疼痛儘量不要發生」的目標。

一般鴉片類藥物的副作用在使用前幾次，甚至是第一次使用時就出現，不像非類固醇止痛劑的副作用，常在長期使用後明顯增加。所以，不瞭解的病人或醫護人員很容易有鴉片類藥物很難處理的刻板印象。事實上，由於鴉片類止痛藥的副作用幾乎都會有耐受性（除了便秘與瞳孔縮小），只要協助病人度過前幾天使用上的不適，經過五至七天後，這些副作用就會減輕甚至消失，此時身體也已經適應了藥物，長期使用反而不常見危險的副作用，也不會傷胃、傷腎或傷肝，所以只要能撐過一星期，基本上「頭過，身就過」，遵照醫囑長期使用鴉片類止痛藥，反而比長期使用非類固醇止痛藥安全許多。

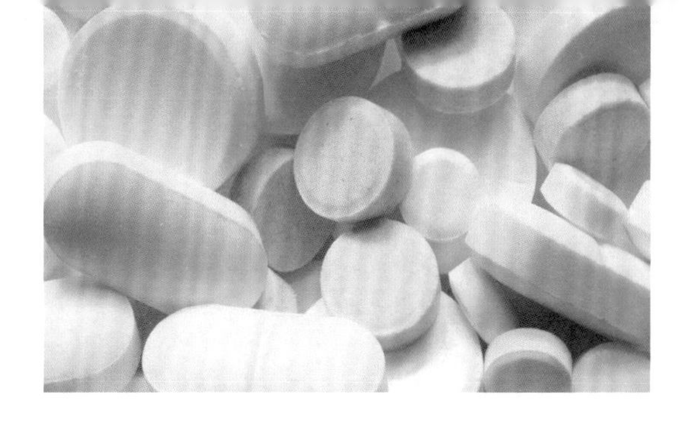

非鴉片類藥物與鴉片類藥物，可以合併使用嗎？

以止痛藥效而言，雖然非鴉片類止痛藥的止痛效果不如鴉片類止痛藥來得好，但也不能否定非鴉片類止痛藥的功效，在治療上醫師會視病患情形，仍然會把這二者藥品合併使用，但不會相互影響藥性，反而是相得益彰，產生更好的止痛效果，話雖如此，但還是要留意非鴉片類止痛藥的副作用仍然存在，不會因為合併使用後，副作用問題減少，或是藥物效果加倍。

目前臨床上有鴉片類止痛藥與非鴉片類止痛藥結合成一種藥品，又名複方藥。如及通安錠 **Ultracet®** 內含兩種成分，其中 **tramadol** 是中樞止痛劑，屬於弱效性鴉片類止痛藥，而 **acetaminophen** 則是非鴉片類止痛藥乙醯氨酚，治療對象為對非鴉片類止痛藥無效的中、重度疼痛病患。

鴉片類止痛藥是否會成癮性？

聽到鴉片類止痛藥，除了想到副作用外，許多人更會聯想到成癮性。事實上，衛生機關核准使用且經疼痛控制指引推薦的鴉片類藥物成癮性極低，包括 morphine、hydromorphone、fentanyl、oxycodone、tramadol 等都很安全，依照文獻，癌症病人因癌症疼痛而服用鴉片類止痛藥，成癮的機會小於千分之五。

深入分析對藥物成癮的人，可能本身就是藥物濫用者，即使是抗憂鬱劑、安眠劑等可能都會有成癮狀況發生。基本上使用鴉片類止痛藥者，必須具備三項條件：一是本身為癌症病患；二是非藥物濫用者；三、須遵從醫囑服藥。此外，「藥物成癮」和「長期用藥」是有差別的，如慢性病糖尿病患者，每天都需按時服藥控制血糖，並不會因此成為藥物成癮者，所以不能因為鴉片類止痛藥是海洛英（heroin）的遠親，就一竿子打翻一船人，更不能因為少數非癌症病人濫用此類藥物所導致的社會問題，而推翻了鴉片類止痛藥對癌症病患的重要性與好處。

擔心吃鴉片類止痛藥會上癮，忍著痛不吃會不會比較好？

其實不會，癌症病患因癌症疼痛而服用鴉片類止痛藥，成癮的機會小於千分之五，因此千萬別忍痛或等到嚴重疼痛時才去吃藥，反而會吃進更多的藥物才能抑制疼痛。有些病患確實從診斷開始到最後都一直服用鴉片類止痛藥，但這不是上癮而是病人的確長期需要藥物止痛。只要適應了副作用問題，鴉片類止痛藥可以提供很好的止痛效果。

止痛藥好多類，到底有何不同？

止痛藥可分為「非鴉片類止痛藥」、「弱效性鴉片類止痛藥」和「強效性鴉片類止痛藥」。所謂非鴉片類止痛藥，就是一般常常聽到、坊間藥局可以買到的阿斯匹靈、普拿疼、肌立等，這些藥品最常標榜的就是「成份不含類固醇」，乍聽之下不含類固醇的藥品，使用時應該比較安全，也應該比較沒有副作用吧！事實上非類固醇止痛藥大多適用於體感性疼痛，對於癌症病患來說止痛效果不一定足夠，而且還有劑量限制，長期使用後會顯著增加胃潰瘍、腸胃道出血的風險，且可能導致腎臟功能受損、心臟功能降低等，其副作用問題不容小覷。

「弱效性鴉片類止痛藥」及「強效性鴉片類止痛藥」，其成份內具有嗎啡作用的化學物質，主要的用途是鎮痛。一般大眾對於「鴉片」兩個字並不陌生，因為在課本上曾讀過鴉片戰爭（Opium War）的歷史事件，因此，很容易把醫療用的鴉片類藥物（Opioid），與鴉片戰爭裡的鴉片作連結。實際上毒品用的鴉片的確會有成癮性的問題，所以與醫療上所使用的鴉片類藥物是完全不一樣，可從英文單字中看出兩者相關卻不同之處。鴉片本身有很好的止痛效果，將其改良降低成癮性後，就可以成為治療用的藥物。

另外，兩者最大差別與優點就是更強的止痛效果，能夠有效抑制癌症病人可能出現的中重度疼痛。此外，與一般跌打損傷的體表性疼痛不同，癌症病人主要的疼痛類型來自於內臟性疼痛，這類的疼痛對非鴉片類止痛藥反應較差，這也是鴉片類止痛藥之所以讓癌症疼痛處理領域的專家們重視的原因之一。

依據作用機轉，鴉片類止痛藥可以區分為弱效性鴉片類止痛藥及強效性鴉片類止痛藥。其中強效性止痛藥的效果沒有天花板效應，也就是隨著劑量越高，止痛效果越強，沒有絕對的最高劑量。對於重度疼痛的癌症病患，經過緩慢的劑量調整過程，若是沒有嚴重副作用卻仍持續疼痛時，這些強效性鴉片類止痛藥就可以繼續追加劑量，以期能達到疼痛緩解。

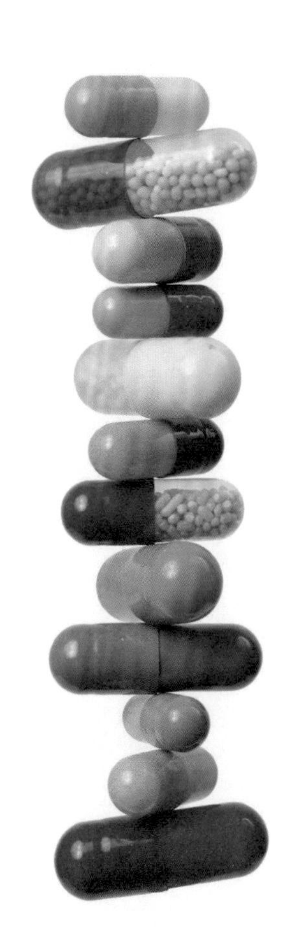

什麼是天花板效應？

天花板效應指的是一般止痛藥（非鴉片類止痛藥及弱效性鴉片類止痛藥）在達到一定劑量之後效果就不會再隨劑量增加，所以這些藥物對於中重度疼痛的處理效果有限。而強效性鴉片類藥物沒有天花板效應，只要是病患可忍受的狀況之下，醫師可以隨著病人疼痛控制的需求逐漸增加藥量；治療劑量越高，止痛效果就越好。因此，強效性鴉片類藥物是癌症止痛最重要的一類藥物，無最高使用劑量限制，可以拉高病患對疼痛感受的門檻。

止痛藥吃愈多顆，表示愈有效？

先依止痛藥類型區分，若是非鴉片類止痛藥和弱效性的鴉片類藥物，吃到一定劑量後就不會再增加效果，反而會增加副作用問題，如普拿疼，最高劑量是一次二顆、一天四次，不會因為再多吃幾顆而更有效。但若是強效性鴉片類藥物，可視病人疼痛狀況作調整，沒有最高劑量的問題，但增加劑量的過程必須完全按照醫師指示，並不是病人可以自行隨意增加劑量。

長、短效止痛藥物的功用有何不同？

鴉片類止痛藥是管制藥品，在一般通路藥局和診所都無法取得，病患若在假日或夜間發生疼痛時，只能到醫院、掛急診。為了讓病患在治療中有良好的生活品質，醫師都會貼心的同時開立短效和長效的止痛藥物，讓病患帶回服用。

長效止痛藥的功能是，負責讓管理痛覺的中樞神經反應門檻提高，減緩病患對於疼痛的感覺，此時按時服藥是非常重要的，如此才能

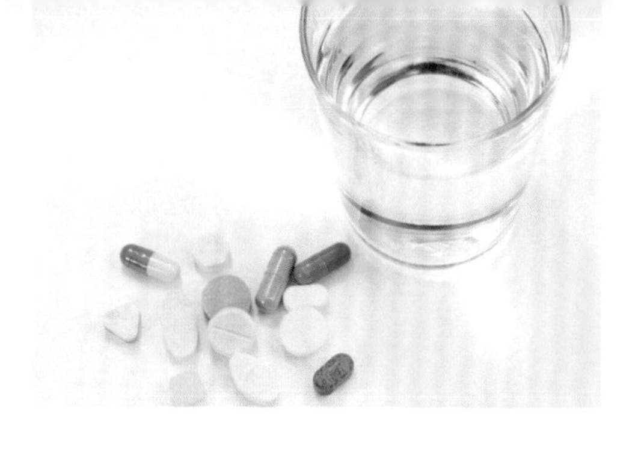

讓疼痛儘量不要出現，維持生活品質。若總是等到痛了才吃止痛藥，一來藥量一下子會大幅增加，二來疼痛門檻會高低不一，無法有效控制疼痛。

而短效藥止痛藥的功用又是什麼呢？止痛原理說得簡單，但人體構造卻很複雜，癌症疼痛的發生，也絕不會是單一狀況所產生的問題，若已固定服用長效型止痛藥來控制疼痛，偶爾還是會突然發生疼痛。這時就需要使用短效型止痛藥來應對突發性的疼痛，以立即有效緩減病患的疼痛感。但是必須留意的是，突發性疼痛若持續無法緩解，就必須儘快回診，檢視是否需調整止痛藥劑量。短效型止痛藥目的在於「救急」，解決突發性疼痛，與長效型止痛藥之使用方式完全不同，所以當病患發生突然劇痛時，可立即服用，如此才能減緩病患的疼痛問題。

另外一種短效型止痛藥的用法，則是用在可預期的突發性疼痛前。如果病人確實知道某個姿勢或活動會造成疼痛，可以在醫師指示下，在進行該活動前先行服用短效型止痛藥物來避免劇痛發生。例如許多接受放射治療的病人，在上下治療台時會有劇痛，就可在治療前先服用短效型止痛藥物。

認識止痛藥的分類

由於癌症疼痛跟一般筋骨痠痛完全不一樣，醫師給藥的方式也大相逕庭，本章將介紹常見的癌症止痛藥物，並分類為「非鴉片類止痛藥」、「弱效性鴉片類止痛藥」和「強效性鴉片類止痛藥」。醫師會依據病患實際之情形予以適合的止痛藥，但若詢問「對於癌症病患來說，那一類型的止痛藥最為重要？」這答案一定是「強效性長效型鴉片類止痛藥」。

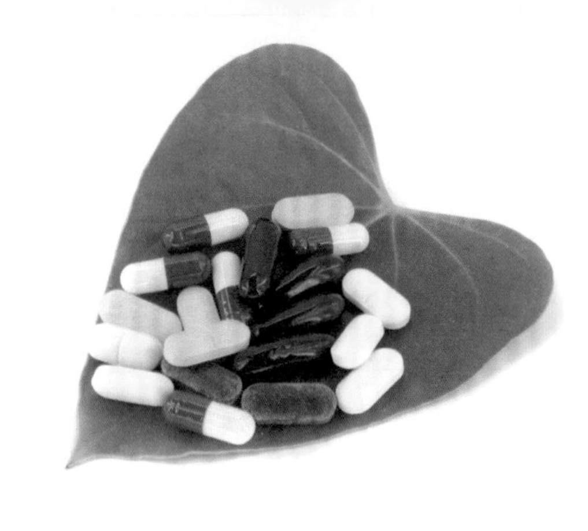

一、非鴉片類止痛藥

可分為乙醯胺酚（acetaminophen）、非類固醇止痛劑（non-steroidal anti-inflammatory drugs）和阿斯匹靈三類，三者都有天花板效應，亦即吃超過最高劑量，止痛效果不會再增加，反而是副作用會增加。

乙醯胺酚成分最著名的商品是是普拿疼，但也有相當多其他的牌子，乙醯胺酚對胃及腎的傷害性都很低，在過量時才會有肝毒性，相當安全，且另有解熱的作用。但是其止痛的強度不高，在癌症止痛上通常都是用來搭配鴉片類藥物一起使用。

非類固醇止痛劑選擇廣泛，止痛效果比起乙醯胺酚強以外，還有抗發炎的作用，所以一般民眾常稱之為消炎藥。然而此類藥物有明顯對胃、腎及心臟的毒性，尤其在長期使用下更為危險，這也造成許多民眾一竿子打翻一船人，以為所有止痛藥都會傷胃、傷腎，都要配著胃藥服用。因為非類固醇止痛劑強度夠但副作用也不少，此類藥物衍生出毒性較低的環氧合酶—2（Cyclooxygenase-2）抑制劑，常稱作 COX-2 inhibitor，但健保給付上有嚴格的規定，並非所有病人皆有給付 COX-2 inhibitor 止痛。

阿斯匹靈也有止痛效果，但在亞洲地區若以阿斯匹靈止痛，副作用過於明顯，超過其止痛的好處，故很少使用於癌症止痛。

二、弱效性鴉片類止痛藥

常見的弱效性鴉片類止痛藥有 tramadol、buprenorphine codeine（可待因）可緩解輕度到中度癌症疼痛，雖然也是鴉片類止痛藥，它們的效果仍有天花板效應，像一般藥物有最高劑量。若用至最高劑量仍有明顯疼痛問題，應該換成強效性止痛藥。

Tramadol是最常被使用於癌症止痛的弱效性鴉片類止痛藥，在台灣既有針劑也有口服劑型，止痛效果穩定且使用方便。在台灣含有tramadol的口服藥物種類繁多，每天要服用的次數落差很大，所以要遵照醫囑使用藥物。同時含有tramadol及乙醯胺酚的複方藥物，在各大醫院也相當普遍。

Buprenorphine在台灣門診僅有丁基原啡因舌下錠（Temgesic Subligual），其效果迅速但相當短暫，適合大多時間沒有疼痛問題的病患做為預備藥物，而不適合規則長期服用。

一般民眾最有可能聽過的是可待因（codeine），但實際上可待因在台灣病人身上的止痛效果難以預測，卻又如其他鴉片類止痛藥有一樣的副作用。所以，台灣病患的癌症止痛並不建議使用可待因。臨床上反而常使用可待因來控制咳嗽及腹瀉。

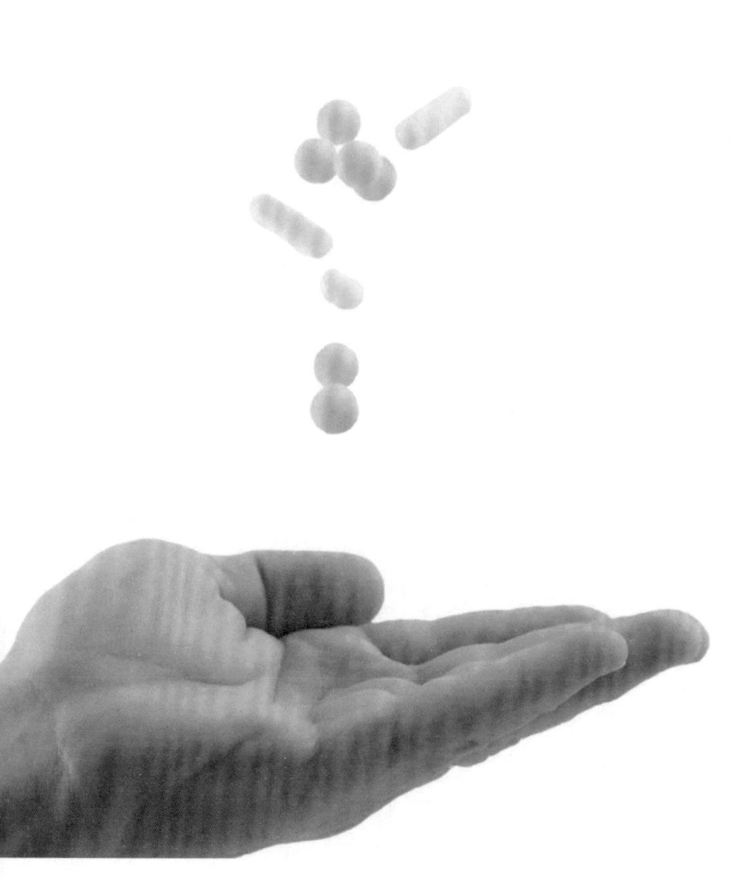

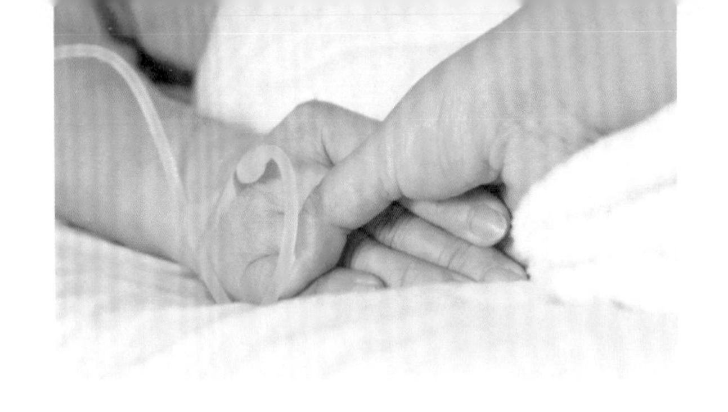

三、強效性鴉類止痛藥

台灣對於鴉片類止痛藥管制相當嚴格，多年前，強效性止痛藥只有嗎啡（morphine）可作單一選擇與使用，直到一九九八年才有吩坦尼（fentanyl）經皮貼片的出現。即使如此，也只有兩種止痛藥物的選擇，這對於癌症病患來說還是相當不足，直到這兩年才開放引進其他的強效性止痛藥劑成分，如 hydromorphone 及 oxycodone，使病友有更多的選擇。以上四款藥劑除 hydromorphone 外，其他分別都有長效和短效劑型可作使用，其分別敘述如下：

（一）嗎啡（morphine）

四類藥物當中，台灣臨床上使用最多、最久的要屬嗎啡（morphine），它是經由與鴉片受體結合達到止痛效果。常見的使用方式包含口服（PO）、靜脈注射（IV）及皮下注射（SC）。若藥物效果不彰時，則可考慮硬膜外（Epidural）及脊椎管內（Intrathecal）給藥方式，止痛效果更好，但是技術較複雜且費用昂貴。

【長效劑型】

目前常見的劑型為默痛舒持續性藥效膠囊（MXL®capsules，60mg，一天一次），服用上非常方便，其膠囊最大的特點是，除了整顆吞服外，還可以針對特定病患，如插鼻胃管的患者，打開膠囊將其內的小顆粒倒進一般冷飲中，經由鼻胃管服用，但要留意的是不能咀嚼膠囊或壓碎膠囊內的小顆粒。藥物在六小時後達到血液濃度中的高點，少數對藥物敏感的病患，此時較容易出現不舒服症狀。

另外則是本國管制藥品管理局管制藥品製藥工廠自行製造的嗎啡長效膜衣錠（morphine sulfate sustained-release tablets，30mg，一天兩次），這個劑型就必須整顆吞服，不能剝半或磨粉。少數病患可能

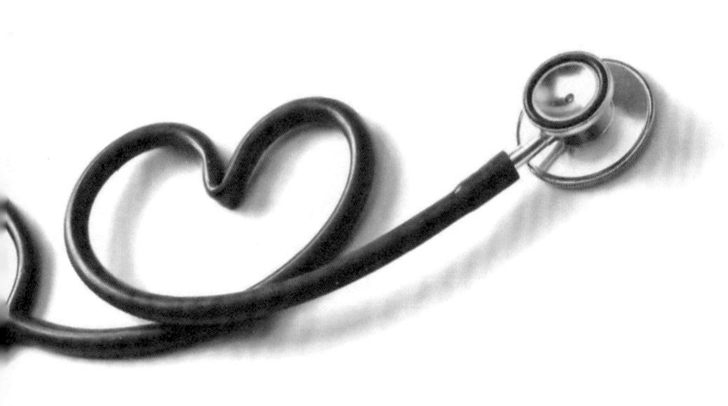

會感覺藥效無法持續至半天，而需改為一天服用三次。

【短效劑型】

速效嗎啡劑型則有錠劑、口服溶液及針劑。其中靜脈注射針劑效果立刻出現，但大部分情況必須在醫院由醫護人員注射。病人在家通常是使用錠劑或口服溶液，其中錠劑約需三十分鐘才會出現效果，而口服溶液的止痛效果則較快出現，約為服用後十五至二十分鐘。

(二) 吩坦尼（fentanyl）

【長效劑型】

在台灣，吩坦尼長效經皮貼片有兩種，分別是國內藥廠製造的吩坦尼經皮貼片（fentanyl patch）及國外製造的多瑞喜穿皮貼片劑（Durogesic®），兩者皆為三天更換一次。國內製造的吩坦尼經皮貼片，是貼片背後一層看似果凍的儲藥槽來儲存吩坦尼藥物分子，在貼片貼於皮膚後，藥物分子即可藉由接觸面積，經過表皮、真皮、皮下組織進入血管，再經由血管將藥效傳遞至全身。而國外製造的新型專利劑型，則省去了那層厚厚的果凍，直接將藥物存放於黏膠層中，所以貼片更輕薄短小、可以貼得更牢；又因為接觸面不含有酒精，皮膚過敏或發炎的機率也減低許多。

吩坦尼長效經皮貼片是經皮膚吸收的全身性藥物，所以不是「痛哪裡就貼哪裡」，與一般筋骨酸痛藥布是不一樣的，使用時最重要的是要貼在「全身動最少的部位、及毛髮較少之處」，最適合的是胸前及肚子上，再來則是大腿及上臂等。若有傷口或正在進行放療的部位，切勿黏貼貼片。也因為這樣的作用機轉，貼片一定要牢牢地貼在身上三天，止痛效果才會穩定，如果貼片總是不能緊緊貼好三天，一定要跟醫師討論解決之道以避免影響藥效。

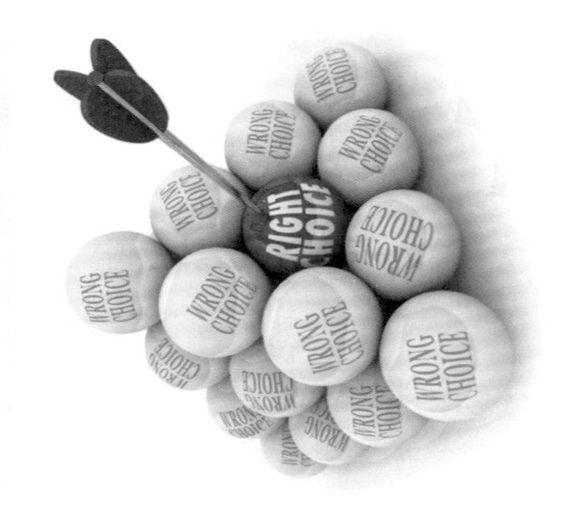

目前在台灣，吩坦尼長效經皮貼片已有三種劑量選擇（12.5, 25, 50 μg/hr），近期還會再引進 75 μg/hr，讓病患可以有更多的選擇與使用。

【短效劑型】

由於吩坦尼成分脂溶性很高，很適合作黏膜吸收的藥物。黏膜吸收這個途徑，跳過了在腸胃道的旅行及吸收時間，也不會立刻受到肝臟代謝，所以比起口服腸道吸收更快有效。所以，在國外有非常多種經口腔黏膜吸收的吩坦尼成分藥名。由於他們出現效果的速度明顯較口服嗎啡等來得快很多，這些藥物還有自己獨立的一個稱呼：超速效鴉片類藥物（rapid-onset opioids）。

台灣目前可用的短效吩坦尼劑型為平舒疼口頰溶片（Painkyl®, 200, 600 μg）。此貼片成份具生物可溶性，因此，約二十至三十分鐘口腔內的藥劑與藥物成分支持性薄膜即會完全消失，不需要再從口腔內取出任何黏膜貼片。另外，其貼片黏貼方式操作簡單方便，只要將藥劑直接黏貼至口腔黏膜內，手指按壓約五秒鐘後就會自動黏住，約十分鐘內即可發揮止痛功效。因為不需要經由腸道吸收，對於無法進食的病患是一個好選擇。

近期，台灣可用的短效吩坦尼劑型還會有藥錠型的吩妥拉口頰錠（Fentora®），此劑型可貼於牙齦上、或置於舌下吸收。病患將會有更多的選擇。

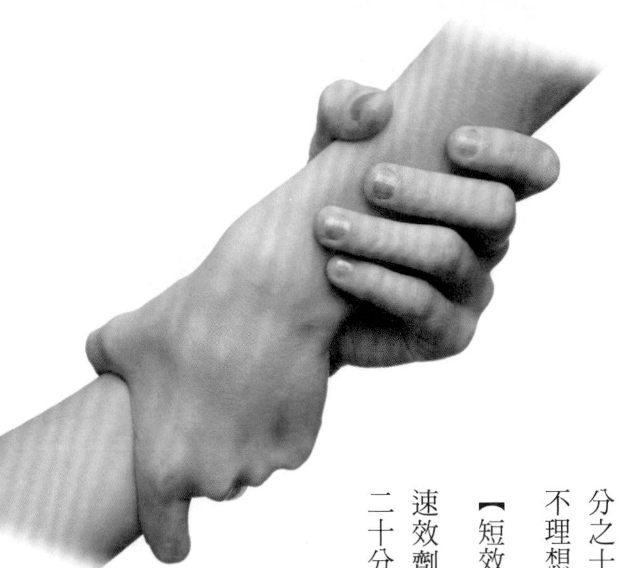

（三）hydromorphone

【長效劑型】

台灣目前僅有長效型的 hydromorphone 成分藥品：釋通緩釋錠（Jurnista®，8mg，一天一次）。此藥劑最主要特點為血中濃度非常穩定，一天一次服用下很少出現止痛效果的高低落差。此外，hydromorphone 不像一般藥物需要經由肝臟酵素 cytochrome P450 代謝，所以 hydromorphone 不太會與其他藥物有交互作用。可惜的是，目前台灣尚未有 hydromorphone 速效劑型。

（四）Oxycodone

【長效劑型】

台灣目前的長效 oxycodone 成分藥品為奧施康定（OxyContin®，10mg，一天兩次）。其最大的特點為口服利用率高且穩定，口服後體內可吸收六至七成的藥物。不像嗎啡有很大的口服利用率落差（百分之十五至百分之七十），有時病人會應吸收不良而覺得嗎啡效果不理想。對於醫師而言，使用 oxycodone 更能精確預估病患療效。

【短效劑型】

速效劑型為奧諾美速效膠囊（Oxynorm®, 5mg）。吞服後約十五至二十分鐘內產生止痛效果。

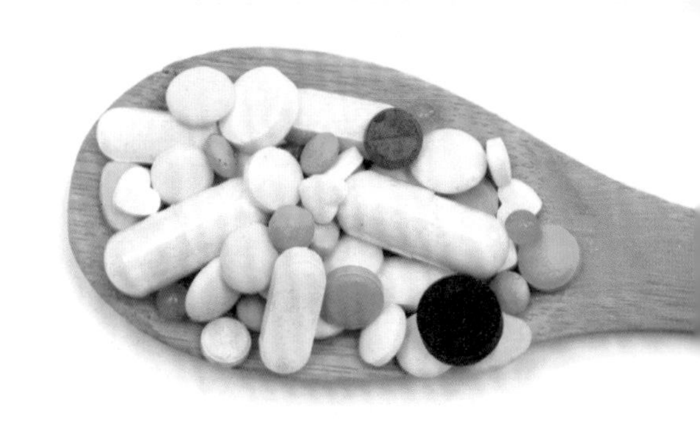

強效性鴉片類止痛藥，那一款最好？

該如何選擇哪一款的止痛藥物？很難有正確的標準答案。原因是，沒有哪類止痛藥最適合某種癌別的患者，端看病患個人對藥物反應而定，如患者使用A藥無效後，亦可使用B藥，B藥不行可再換成C藥，C藥再不行，還可以換成D藥，來有效減緩疼痛問題。此外，各種藥物類型，如藥錠、口服溶液、針劑、口頰溶片、以及短效與長效劑型，都會視病患當下疼痛情形、治療現況，而選擇使用。這也是為什麼隨著台灣癌症病人增加，我們需要那麼多種類的止痛藥。

根據研究顯示，約有百分之九十患者可以從現有的止痛藥物中，找出既可以止痛、又能承受副作用的藥物，如舌癌患者，開刀後因口腔有傷口，不易吞服藥錠時，此時依病患本身狀況，來選擇口服溶液、口頰溶片或是針劑型的止痛藥。此外，除了癌症疼痛問題，若一般疾病有嚴重的疼痛狀況，如老奶奶關節損壞，年紀大又無法開刀，原本又有胃和腎的問題，就可以考慮鴉片類止痛藥。

吃了鴉片類止痛藥，是不是等於病情沒救了？

當然不是，只要疼痛的類型及強度需要，醫師就會開立處方鴉片類止痛藥，絕對不限於只有晚期癌症病患。在歐美國家，非癌症疾病也會使用到鴉片類止痛藥，依研究顯示早期乳癌患者，也約有三成會使用，因此只要有疼痛需求，經醫師評估後就可以使用止痛藥。

弱效性鴉片類止痛藥（以下列出適於癌症止痛者）

成分	商品名	劑型	用法
Tramadol	品項繁多，各醫院不同	錠劑	依醫囑指示用藥
Buprenorphine	丁基原啡因舌下錠 Temgesic®	錠劑	依醫囑指示用藥
可待因 Codeine	可待因 Codeine	錠劑	依醫囑指示用藥

強效性鴉片類止痛藥

成分	商品名	效用 / 劑型	用法
嗎啡 morphine	默痛舒 MXL®	長效 / 膠囊	一次 / 天
	嗎啡長效膜衣錠 morphine sulfate sustained-release	長效 / 錠劑	二次 / 天
	硫酸嗎啡 morphine sulfate	短效 / 錠劑、口服溶液	突發性疼痛使用
	鹽酸嗎啡 morphine HCl	短效 / 針劑	突發性疼痛使用
吩坦尼 fentanyl	多瑞喜 Durogesic®	長效 / 貼劑	一次 / 三天
	吩坦尼 Fentanyl patch®	長效 / 貼劑	一次 / 三天
	平舒疼口頰溶片 Painkyl®	超速效 / 貼劑	突發性疼痛使用
Hydromorphone	釋通緩釋錠 Jurnista®	長效 / 錠劑	一次 / 天
Oxycodone	奧施康定 OxyContin®	長效 / 膠囊	二次 / 天
	奧諾美 Oxynorm®	短效 / 膠囊	突發性疼痛使用

輔助性用藥

輔助性藥物並非是止痛藥，但是它對疼痛控制仍有相當的幫助。但因為它們並不是止痛藥，而是藉由控制某些疼痛的特定機轉而達到控制疼痛的效果，所以不同的疼痛會使用截然不同的輔助藥物，隨意混合使用是不會有幫助的。此外，既然它們只是「輔助」，通常仍需配合鴉片類止痛藥一併使用。臨床上最常使用的輔助性藥物包括雙磷酸鹽類藥物、抗憂鬱劑（antidepressants）、抗癲癇藥（anticonvulsants）、及局部麻醉劑等。

一、雙磷酸鹽類：

雙磷酸鹽類可使用於惡性腫瘤骨轉移所造成的疼痛，此類藥物可抑制蝕骨細胞的活躍度，減少骨轉移所帶來的疼痛。其中 pamidronate 健保給付於使用鴉片類藥物，仍有疼痛問題的所有骨轉移病人，但須連續注射二小時，約三至四週注射一次。Zoledronic acid（Zometa®）使用上較為方便，只需每三至四週一次注射十五分鐘，但健保規定僅限多發性骨髓瘤或乳癌及攝護腺癌併骨轉移時可以給付。

此類藥物可能會導致輕微發燒及低血鈣。約有百分之五以下患者，會出現下顎壞死的副作用，所以開始治療前要考慮先處理好牙齒的狀況。

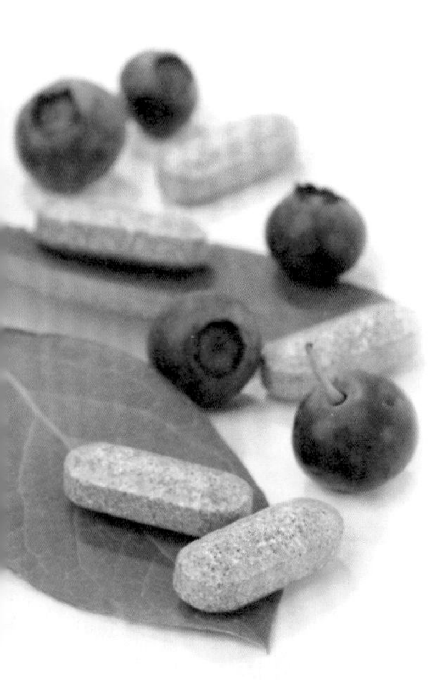

二、抗癲癇藥物：

此類藥物主要是抑制神經元過度活化及不正常放電而達到減輕疼痛的效果，因此可以做為神經痛的輔助性用藥。其中 carbamazepine 臨床上雖有很多年使用於神經痛的經驗，但因其可能導致嚴重的過敏問題，現在已較少用於處理神經痛。Pregabalin（Lyrica®）相較為安全，效果可在連續服用一至二周後開始出現，但健保並未給付其用於處理癌症神經痛。

三、抗憂鬱劑藥物：

抗憂鬱劑藥物種類多樣，我們也是借用其影響神經傳導的效果來協助控制神經痛。其中最古老的抗憂鬱劑藥種類：三環類抗憂鬱劑（tricyclic antidepressants，TCAs），現在已少用於憂鬱症的治療，然而臨床上已用於處理神經痛非常多年，且價格低廉，所以仍然是神經痛輔助藥物的首選之一；台灣最常用的是 imipramine。然而此類藥物止痛效果很慢才會出現，通常需要四周時間，所以勢必要與鴉片類藥物一同使用。常見副作用包括便秘、尿液滯留、心搏過速、口乾、視力模糊、姿態性低血壓等。

此外，目前仍常用於處理憂鬱症的 duloxetine（千憂解，Cymbalta®），對於神經痛也有不錯的止痛效果，但由於健保不給付神經痛使用，故較使用同時需處理憂鬱問題的病人使用。

四、局部麻醉劑：

局部麻醉劑藉由暫時麻醉周邊神經而能直接控制疼痛，但全身使用麻醉劑會導致心律不整，所以不適合作為全身性的止痛方式。有廠商將局部麻醉劑 lidocaine 做成貼片 Lidopat®。與前述的吩坦尼貼片不同，這樣的藥物不太會被吸收，所以不會全身有效，只對所貼處的表淺疼痛有止痛效果。

疼痛是主觀感受，因此除了影像學、理學檢查之外，病人的主訴是最好的評估依據。以藥物治療來說，鴉片類止痛藥是癌症病患最重要的疼痛治療藥物，正確使用這些藥物時，它們的成癮性極低，雖然一開始使用時會出現副作用，但會隨著持續使用而減退，而且相較於歐美先進國家，台灣在法令規範下，對於鴉片類止痛藥是非常嚴謹，使用量也算是非常低的。對於有持續反覆疼痛問題的病患，要按時服用長效型鴉片類止痛藥，若仍然發生突發性疼痛時，再配合短效型鴉片類止痛藥救急，並且詳細紀錄自己的疼痛狀況，向醫師反應疼痛問題，如此一來，才能維持良好的生活品質，有效解決疼痛問題。

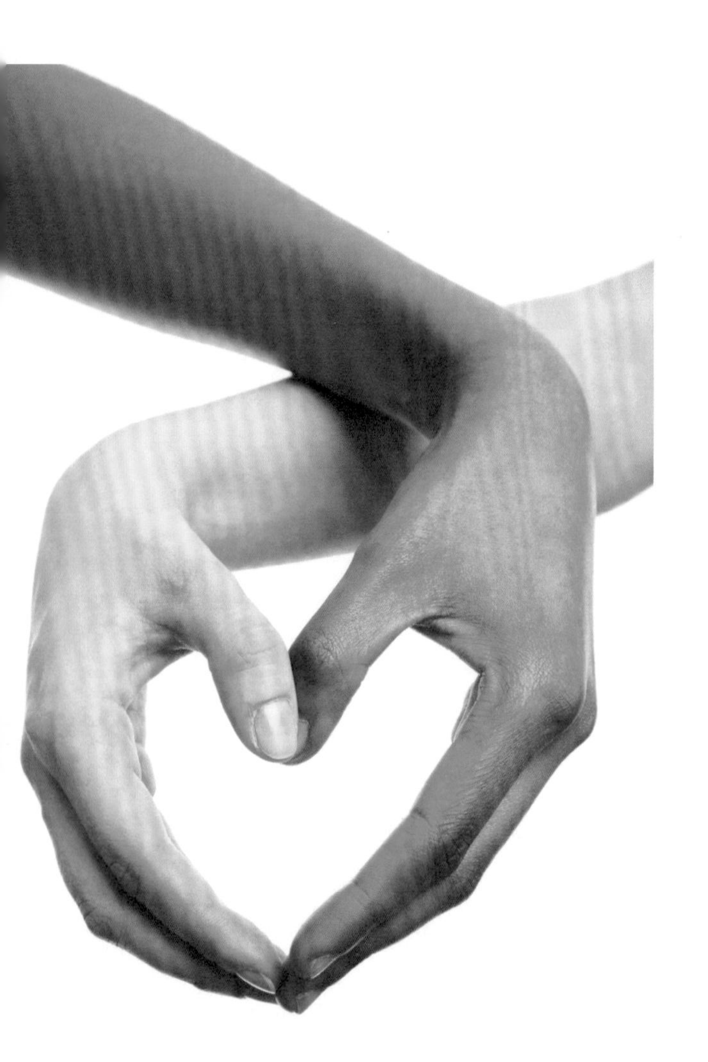

減緩癌症疼痛【非藥物治療】

臺北醫學大學．部立雙和醫院 護理部督導長 蘇玉珍
整理 鄭筱薇、游懿群

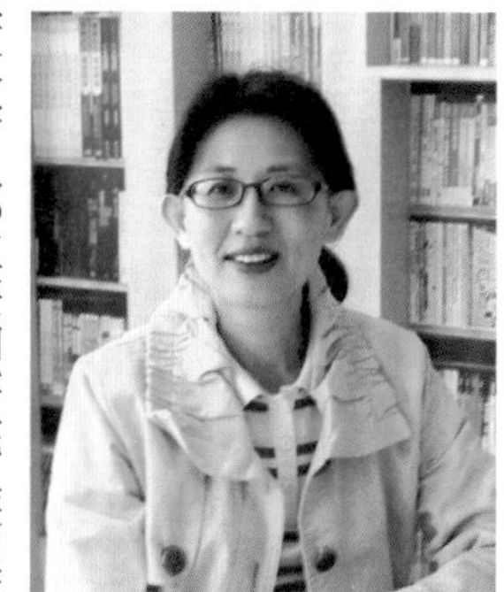

疼痛為癌症患者最常見且最困擾的症狀之一，若疼痛沒有辦法獲得有效的緩解，不僅身體無法獲得舒適感，更為患者的日常生活、睡眠、情緒及生活品質帶來影響。

目前癌症患者的疼痛仍未完全獲得有效的處理，因為疼痛是一種個人的主觀感受，且可能與患者本身的生理、心理、靈性、認知及社會文化層面等等複雜的因素息息相關，在疼痛的處理上還必須多方面的評估與考量，才能獲得有效的緩解。

需注意的是，在疼痛控制的過程中，癌症患者與其照顧者，必須主動提出疼痛問題狀況，與專業醫療團隊人員共同合作與討論，依據患者的需求，提供各專科的團隊協助，擬訂出適合患者本身的疼痛照護計畫，除了達到有效的疼痛緩解外，還可提升更好的生活品質。

適切的癌症疼痛控制方式，除了臨床上最常使用的藥物治療外，非藥物治療的方式也是相當重要的，兩種處置方式互相結合更能達到有效的緩解疼痛問題。癌症疼痛的非藥物治療，可區分為「生理層面」與「心理層面」的因應方式，下列針對此兩種因應方式做說明：

一、生理層面因應方式

（一）冷、熱的應用

透過冷、熱療法，幫助患者疼痛部位的放鬆，減少肌肉張力，緩解疼痛不適情形。但每個人對於冷、熱療法的耐受力有所不同，可能會受到下列因素的影響：身體區域、年齡、皮膚狀況及治療時間長度。因此在使用冷、熱敷前，建議先與醫療人員討論使用冷、熱療法的適切性，再來選擇較為合適，以避免為患者帶來傷害。冷、熱療法的注意事項如下：

1. 熱敷：

- 藉由熱增加血流或減少關節僵硬，為患者帶來舒適感。
- 可透過泡腳的方式暖活身體以及放鬆。在家中也可使用的簡單方式。
- 物理治療以深層熱療的方式，如短波、微波透熱、超音波、遠紅外線，對於筋骨痠痛的癌症患者有緩解的效果。
- 確定使用熱的溫度，時間以不超過三十分鐘為原則。
- 避免使用於：出血部位、腫瘤部位、放射線治療照射之部位、感覺喪失部位以及循環有障礙的部位（如血管栓塞）。

2. 冷敷：

- 增加血管收縮，以減少肌肉痙攣、發炎及水腫的成效。
- 可使用於骨頭疼痛、神經痛、腫脹不適感、肝癌患者的燥熱感、發炎性疼痛、頭頸部腫瘤疼痛以及放療後的灼熱感。

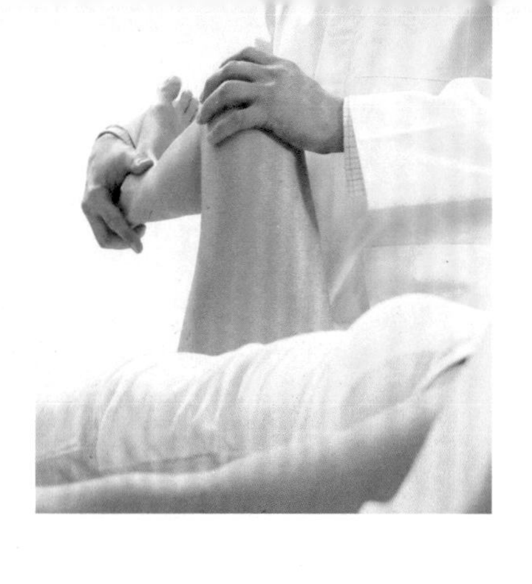

- 所使用的冰袋應密封，以防止漏水情形，外層可在使用毛巾或枕套包覆，避免直接接觸皮膚造成凍傷或刺激的可能性。
- 確認使用冷的溫度，注意舒適安全為最重要，使用時間已不超過十五分鐘為原則。
- 避免使用於：雷諾氏疾病、對冷敏感者、感覺喪失部位以及循環有障礙的部位（如血管栓塞）。

（二）按摩

按摩可以為患者帶來放鬆、增加舒適感，緩解疼痛不適情形。透過按摩的方式，可以帶來兩種效果，一種是幫助肌肉部位的放鬆，減低患者的壓力與焦慮感，達到鎮靜舒適的效果。另一種是透過按摩的方式，促使血液、淋巴循環，促使循環中的代謝物及廢物的排除，並可提升免疫力。照顧者們可透過按摩的方式緩解患者的疼痛不適，除了在生理症狀的緩解外，在心理的部分也同樣獲得了撫慰，透過按摩，促進了彼此間的互動關係。

每位患者的身體狀況不盡相同，必須依據個別身體狀況來執行按摩，按摩方式相當多元，可以使用揉捏、敲擊、推撫、擦摩及按壓方式，仍需注意按摩的力道必須以溫和、緩慢、且漸進式的方式進行，並且可搭配乳液或是精油，幫助按摩時的施力。在家中照顧者也可提供患者簡單的按摩協助，緩解身體不適情形。

按摩時應該要避開腫瘤部位、手術部位、放射線治療範圍、靜脈留置導管部位以及可能會出血部位，需要時可尋求護理師，提供按摩的協助與指導，以保護患者不受到傷害的前提之下，達到良好的緩解效果。

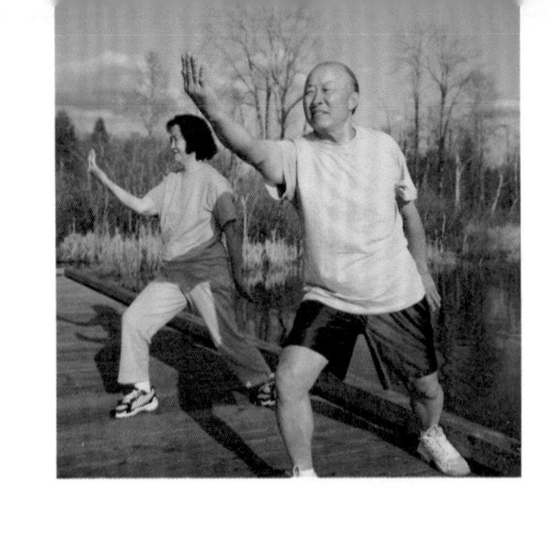

（三）經皮電神經刺激術（TENS）

經皮電神經刺激術（TENS）是透過適當強度頻率的電流能量，經由導線和電擊片，通過皮膚表面將電的能量傳至神經系統，連續且輕柔地刺激神經、肌肉和細胞，產生類似自然的肌肉收縮運動，使得電極周圍一定範圍內肌肉組織疼痛消失，並激發身體自然產生嗎啡，以阻斷疼痛的訊息，帶來緩解疼痛的效果。

接受治療前建議先詢問醫療人員評估身體適切性，並經由醫療人員指示後再行使用較佳。此處理方式不適用於下列患者：裝置心臟節律器者、懷孕、心律不整及感覺降低者。注意不可將儀器放置於眼睛、咽或喉部肌肉與皮膚受刺激處。

（四）運動

運動對於患者好處多多，透過運動可以使肌肉和關節維持良好的狀態、改善活動功能、提升病人的舒適度、調節心肺功能、提升免疫力、減輕壓力、焦慮及憂鬱等狀況。

患者可依據自已的身體狀況選擇合適的運動方式，可從簡單緩慢的運動方式開始進行，例如散步、氣功、太極或瑜珈等等，照顧者也可一同陪伴運動，對於患者來說能提供相當大的心靈支持。然而長期臥床之患者，更不可忽視身體活動的重要性，可以透過照顧者定時的協助患者身體的翻身擺位，以預防關節攣縮、肌肉萎縮或產生壓瘡等後遺症的可能性。

若患者本身骨骼較為脆弱或是骨頭轉移之患者，則盡量避免涉及負重或過度的運動，降低造成骨折的風險，建議可透過專業的醫療人員，提供運動的建議與指導。

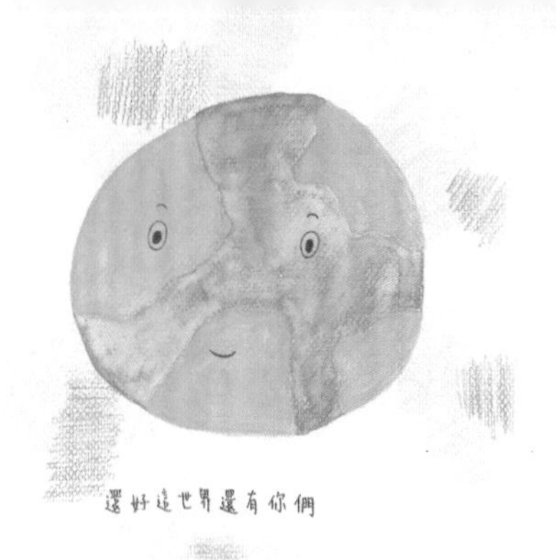

（五）針灸

利用細針刺激穴位，可以有效的緩解癌症疼痛，作為疼痛控制不佳時的輔助或替代療法。在臨床上應用時，建議諮詢原主治醫師患者目前身體、疾病狀況是否合適，再由主治醫師協助轉介，並且必須經由合格的中醫師評估後提供治療處置。由於此種治療為侵入性，對於白血球、血小板指數太低的患者，則不建議使用，可能會增加感染及流血不止之風險。

二、心理層面的因應方式（輔助療法的運用）

（一）音樂治療

音樂治療為最常見緩解癌症疼痛的輔助療法之一，主要是由癌友選擇自己喜愛的音樂，透過聆聽與音樂的欣賞、參與音樂活動或是樂器的演奏等方式，達到放鬆、緩解對疼痛的注意力之效果，並以減緩患者的疼痛和降低對止痛藥物的需求性。目前在醫院或社區癌友服務公益機構有提供音樂治療相關課程，癌友及家屬也可多加以利用。

（二）藝術治療

藝術治療是藉由繪畫、書寫、摺紙等勞作方式，激發藝術創作的過程中，提昇自我察覺力並轉移對身體不適感、疼痛的注意力，因而能達到傾瀉情緒、放鬆、撫慰人心等功效。這類課程服務也都有在醫院或社區癌友服務公益機構提供，癌友或家屬也可透過各醫療院所之癌症資源中心取得相關服務資訊。

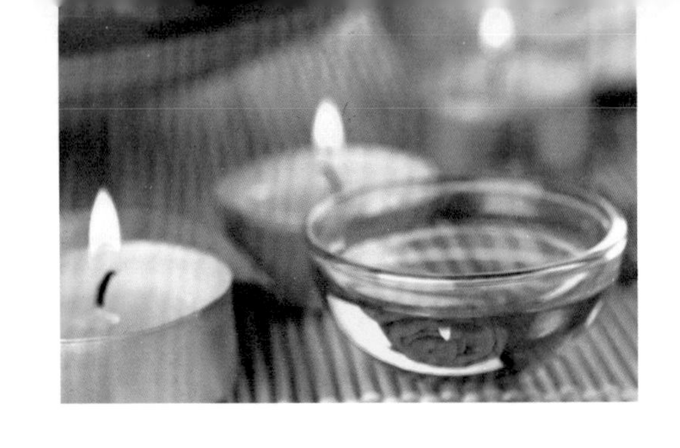

（三）催眠療法

催眠療法必須經由專業催眠訓練的醫師或心理師來執行，透過催眠暗示，例如放鬆、專注、閉上眼睛、深呼吸、進入內心的世界，可以幫助癌友減輕疼痛、焦慮感、害怕或擔心，並可提升放鬆、安適感及自信的能量。只要被催眠的對象願意接受醫師或心理師的暗示，他就有可能進入催眠狀態，重要的是接受催眠暗示的主導權是在被催眠的對象身上，而不是在催眠者，因此催眠的力量是來自被催眠的對象，所以催眠療法是一種自我催眠，並可以經由自我練習來達到幫助自己改善身心病痛狀態的方法。

（四）放鬆療法

透過專業人員引導，例如閉上眼睛、深呼吸、腦袋放空、身體放輕鬆、等指示，幫助自己舒緩身體緊繃的肌肉、減輕焦慮的效果。這些只要能持續練習，在家中也可自行操作放鬆紓壓，可達到對疼痛或身體不適的緩解。

（五）認知行為治療（Cognitive Behavioral Therapy, CBT）

認知行為治療是基於「不適當的想法引發不適當的行為」，而發展出的一種心理治療方法。藉由醫師或心理師的引導去改變人們的想法、信念，解釋事情的角度，幫助人們調整情緒，建立能順利適應環境的行為。

癌症病友常因自己的疾病變化、面對疼痛、人際互動、生命的意義，感到壓力及挫折。認知行為治療（CBT）可以協助癌友採取較為有助益的想法與行為，進而穩定情緒，提升生活品質。

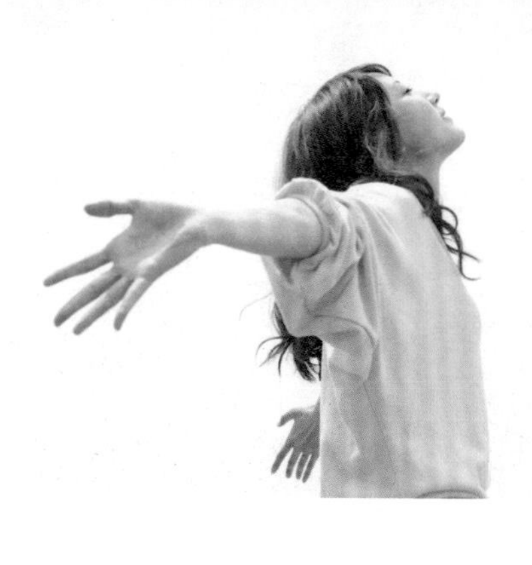

（六）正念減壓（Mindfulness-Based Stress Reduction, MBSR）

正念減壓是結合東方禪修的觀念應用於減輕病患面對病痛的壓力，其能幫助病患勇於面對生命中的苦難、跳脫執著於壓力的觀點。正念（Mindfulness）是一種在當下、時時刻刻覺察自己的想法、情緒和身體感受，且不批判和評價自己的想法、情緒與身體感受。正念可以說是一種態度，也是一種幫助病患進行自我覺察和自我療癒的方式。

※如何在日常生活中練習正念：

正念的練習很簡單，利用短短五到十分鐘的空檔，隨時隨地都可以進行，例如吃飯、做家事或走路，甚至是甚麼事情都不做，都可以利用來練習正念。

1. 最簡單的練習方法可以從呼吸開始：自然非刻意的呼吸，把注意力放到呼吸上，感受空氣被吸進和吐出時與鼻端接觸的感覺；或者在躺著或坐著時，可以將手輕輕放在腹部，感受呼吸時的上下起伏。練習的過程中，如果發現自己有很多的思緒浮現，就只要覺察它，想像有雲飄過一般，把心放回自己的呼吸上。有些情緒和感受出現時，不論是開心或是難過，就只是單純的覺察和感受它們，感受它們帶給身體的影響，並將注意力放回自己的呼吸上面。
2. 行走的正念練習：覺察自己走路時的感受，每一個步伐的提起、移動和放下，感受腳步移動時的肌肉伸展和收縮。
3. 進食的正念練習：知道自己吃飯的身心過程，從看到食物到進到嘴裡，咀嚼到吞嚥，甚至是用餐完後腹部的感受。在做家事時，例如掃地、洗碗，知道自己手部的一舉一動，全心全身的投入當下過程，而非心不在焉，或者心裡開始出現思考和回憶時，能夠覺察到自己正在思考。

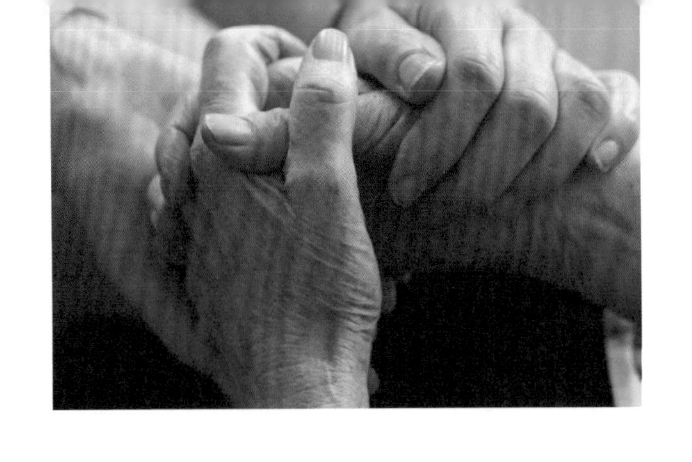

正念練習的重點在於把心放在當下正在做的事情，把心放在當下的身心感受上。知道自己的身心當下正在發生什麼事，帶著初次見面的心態，溫柔地覺察此時此刻的自己。

正念能夠幫助自己達到「身忙，心不忙」的狀態，有效的減少壓力、身體的病痛，同時照顧自己的身心健康。

現今在醫院、社區癌友服務公益機構，例如台灣癌症基金會，針對癌症患者有辦理相關課程，透過正念減壓專業人員帶領，患者可學習正念減壓，緩解疼痛的程度，可以有效的放鬆與處理壓力、焦慮、憂鬱等情緒困擾，並提升患者的生活品質。

（七）病友支持團體的參與

透過參與支持性病友團體，除了可以減輕患者與照顧者的孤寂感，病患及照顧者間還能互相經驗交流，緩解對於疼痛的擔心與害怕。現在各醫療院所及癌友服務公益機構，如台灣癌症基金會，設立有乳癌、腸癌、婦癌、頭頸癌、血癌及肺癌等病友團體，鼓勵病患及家屬積極參與癌友支持性團體，可增加對癌症的認識及了解，包括相關治療方式、照護、營養及心理支持，癌友之間的經驗分享更有助於對自己的認識，以及在疾病治療上的持續和照護。

（八）參加相關疼痛控制課程、講座

患者與家屬可已透過醫院或社區相關機構，主動參與疼痛照護相關課程，學習正確的疼痛照護知能與技巧，以因應疼痛所帶來的生活影響，並且獲得支持。

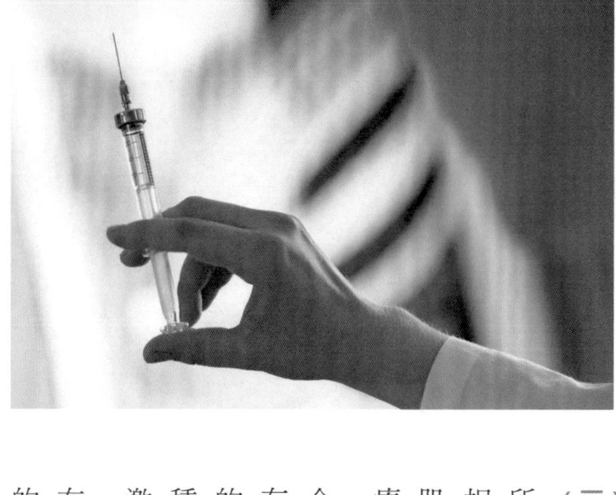

三、醫療介入性處置治療

（一）緩和性放射線治療

骨頭轉移的疼痛通常是「錐心刺骨」，常常讓癌症患者感到坐立難安。而緩和性放射線治療為治療骨頭轉移性疼痛的一種選擇，主要作用機轉是以治療腫瘤來減少腫瘤的體積或抑制腫瘤的生長，進而保存神經的功能、減少內臟的壓迫阻塞或減少腫瘤的分泌物，進而達到緩解疼痛的目的。

通常考量接受此治療前，醫療團隊會先照會放射線腫瘤專科醫師，評估個別疾病狀況，擬訂治療計畫，然而，在放射線的種類選擇、放射線治療劑量的高低、照射範圍、照射次數，也會因會個別性的差異，有所不同。

（二）介入性疼痛治療

所謂介入性疼痛治療是將局部麻醉劑、類固醇或其他藥劑，依解剖相關位置，以影像導引作為輔助，標靶式的注射浸潤於神經、肌肉、肌腱或關節腔周遭中，以阻斷或減緩疼痛刺激及發炎反應，直接治療病兆部位，來緩解患者的疼痛不適感。

介入性治療在癌症疼痛控制的目的，一種是對癌症疼痛的藥物治療有輔助的效果，另一種則有可能透過介入性治療，來減低藥物治療的劑量，進而減少藥物所帶來的副作用。在介入性的疼痛治療方式種類又區分為：神經阻斷術、作用於中樞神經之止痛藥物導管／刺激器置放、外科病灶切除、神經破壞手術治療。

在疼痛控制過程中，通常醫療人員會適時的評估患者於介入性治療的使用時機，需要時協助照會介入性疼痛治療的專家，共同討論疾病治療的方針，以協助達到疼痛緩解的效果。

四、專科照會

疼痛為癌症最常見的複雜性問題，可能引發疼痛的原因相當多，必須針對癌症患者的個別性狀況，多方面的評估並給予醫療處置。因此，當癌症患者面臨疼痛問題時，應該勇敢和醫療人員提出疼痛狀況，醫療人員透過持續性的評估，引起疼痛的因素為何，在疼痛控制的過程，醫病雙方彼此共同合作相當重要，一旦擬定治療計畫，醫療人員會視病況需要，協助安排照會其他專科；亦或是原本的治療結果不如原本預期效果時，則需照會其他專科加入共同商討更適切的治療計畫。

目前在癌症疼痛控制部分最常照會的專科包含：血液科、腫瘤科、放射線腫瘤科、內科、外科、骨科、神經內科、神經外科、麻醉科、家庭醫學科、復健科、精神科、藥劑科、營養科、護理專業、心理專業、社會工作等。

透過各專科團隊的照會轉介，共同合作來提供癌症患者整體性的照顧，藉著解除疼痛及其他不適之症狀，並且結合心理、社會、靈性之照顧，以提升患者及家屬的生活品質。

溫馨小提醒：

除了藥物與非藥物治療的緩解疼痛方式外，癌症患者透過生活型態的自我調整，也能幫助自己輕鬆的面對疼痛帶來的問題：

1. 均衡的飲食並遵循蔬果彩虹五七九的原則，幫助營養與體力的提升，維持適當的體重，可向營養師諮詢討論。
2. 養成良好的生活作息，維持固定的睡眠習慣。
3. 培養規律的運動習慣。有運動習慣的癌友建議依自己的體能狀況持續運動將能有效維持體力狀態。對於沒有運動習慣的癌友，也建議視自己的體力狀況，從最低量度的運動型態開始，找出合適自己的運動方式並持之以恆進行，例如瑜珈、走路、游泳、簡易體操等，漸漸增加運動時間及頻率，最終朝向每週三次、每次三十分鐘、心跳一百三十，達到運動三三三的目標。

全民練5功
防癌 就輕鬆
蔬果彩虹579 規律運動 定期篩檢
體重控制 遠離菸檳

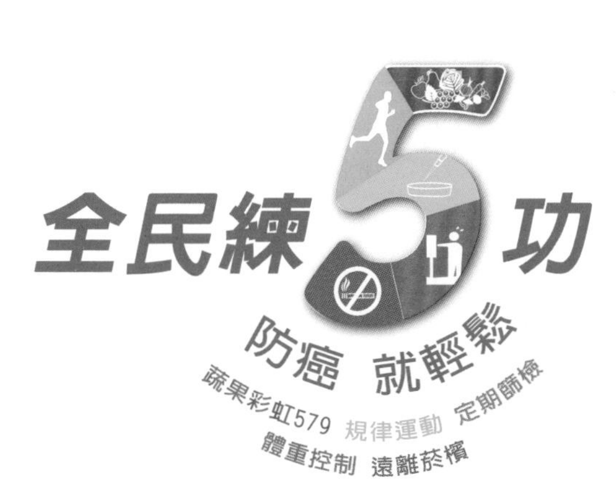

各界溫暖的祝福

郭俊開——第二屆抗癌鬥士

手術後身上難免會有不同圖案的刀痕，每道的刀痕都紀錄了一篇篇生命的故事，有淚水，也有成長的喜悅，更有心靈上滿滿的感動，散發著繽紛的火花，讓人看到亮光。

溫信學——臺灣師大社工所暨心輔所兼任助理教授、中華民國醫務社會工作協會常務監事

治療過程讓你們身上留下各式印記，在糾葛起伏心緒中，見到你們的韌性與正念力量，令人動容與感佩！

蔡惠芳——三軍總醫院安寧病房資深社工師／諮商心理師、台灣心理腫瘤醫學學會理事

在成長中我們都學習：從跌倒中爬起，抗癌鬥士們更帶我們看到：爬起後繼續向前——展翅飛翔！

簡文仁——國泰綜合醫院物理治療師

將近四十年站在臨床第一線，當了連續十屆的抗癌鬥士評審，看見太多癌友們的癌後人生，總也設想過，如果我罹癌如何選擇？我能克服恐懼正向迎敵開展另一種人生嗎？我能防癌嗎？

有些癌友歷經數十載寒暑依舊活躍精采，有些癌友短短歲月就黯然而終，原因何在？研究統計發現，彩虹飲食、規律運動、早期篩檢、體重控制、遠離菸害，扮演著重要的角色，也就是基金會倡導的：全民練五功防癌抗癌就輕鬆。鬥士們的智慧我的選擇自然就在其中。

簡文仁

蔣曉文——臺北市關渡醫院長期照護科主任

二十位癌友抗癌及轉念為正向能量的助人歷程，宛如雲端處的曙光，引領著暗夜獨行的朋友，走出內心的蒼茫與孤單，迎向人生的太陽。

蔣曉文

蕭艷秋——博思智庫股份有限公司社長

生命的磨難，需要無比堅韌的勇氣。本屆鬥士正具備這種激勵人心的熱情，引領出一股積極、正面、向上的力量。

蕭艷秋

04 遠離菸檳

癌癌症的死亡近30%與抽菸有關；檳榔也會導致口腔，食道及咽喉癌喔！

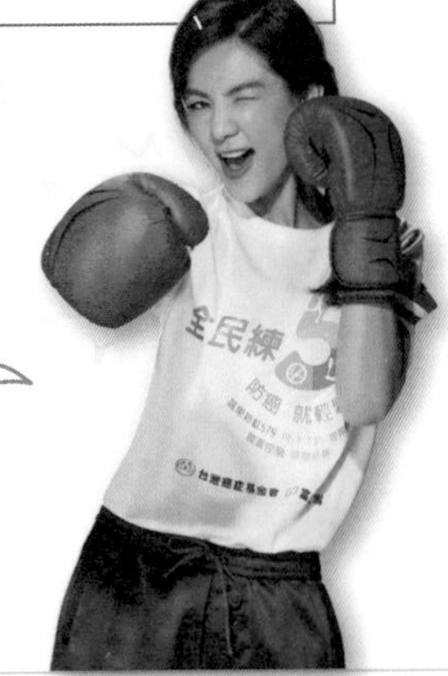

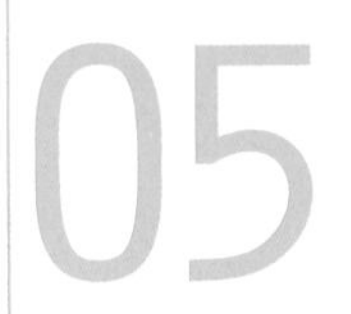
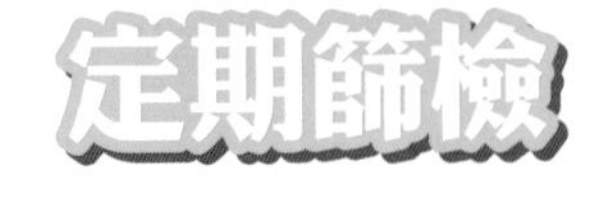

05 定期篩檢

癌症若透過定期篩檢，早期發現、治療，其存活率相對提高，甚至有很多癌症是可以治癒的。目前政府提供國內常見四大癌症的免費篩檢，民眾應善加利用，以確保自己的健康。

檢方式	篩檢頻率
便潛血免法檢查	2年1次
腔黏膜查	2年1次
房X光影	2年1次
宮頸抹片查	每年1次

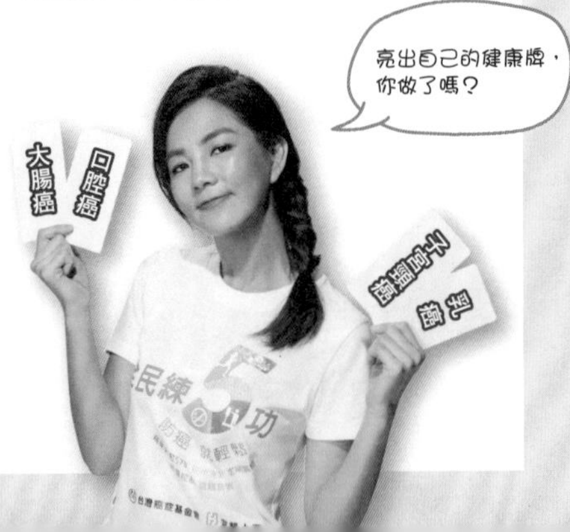

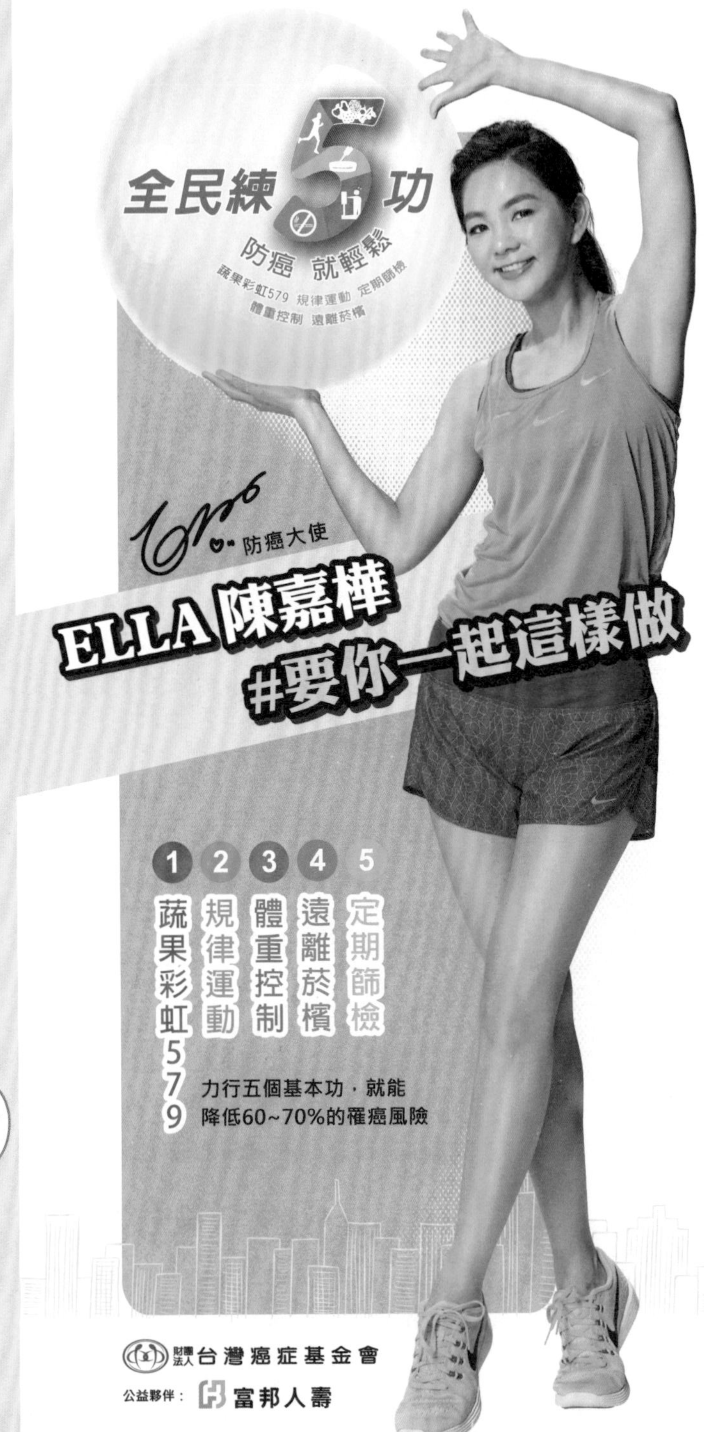

01 蔬果彩虹579

重要的事講三遍「不過重、不過重、不過重」

彩虹蔬果中的植化素可以預防癌症，每天應攝取足夠的蔬果，就能輕鬆降低癌症發生機率！

吃對蔬果，健康100分

	兒童5份	成年女性7份	成年男性9份
蔬菜	3	4	5
水果	2	3	4

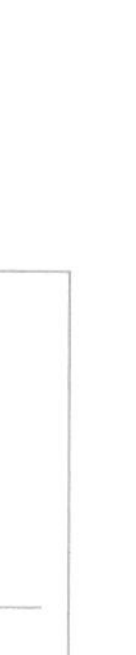

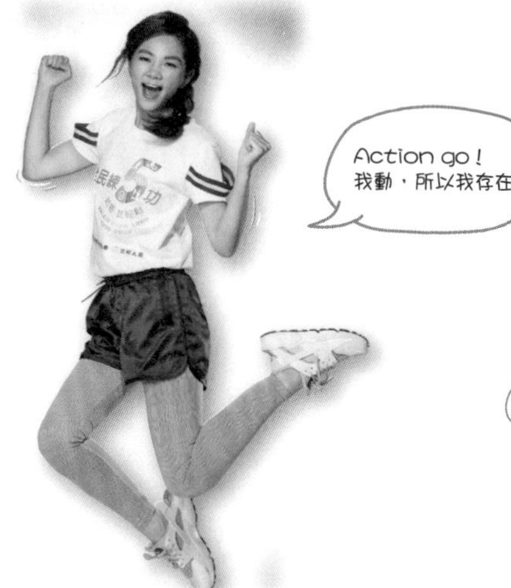

Action go！我動，所以我存在

02 規律運動

每天運動30分鐘以上，有效降低罹癌風險，還可以延長壽命，透過運動不但可以控制體重，更能維持健康體態。

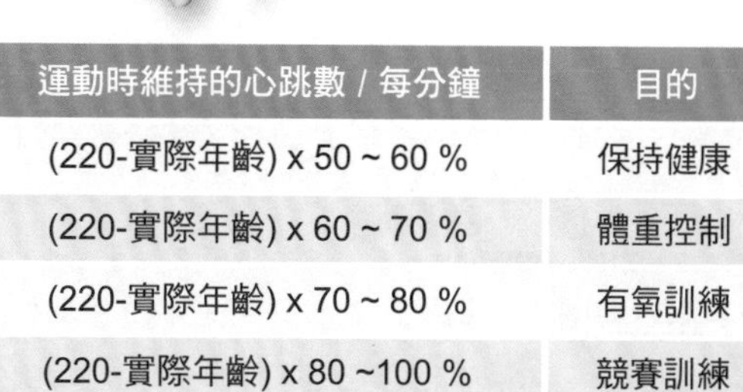

運動時維持的心跳數 / 每分鐘	目的
(220-實際年齡) x 50 ~ 60 %	保持健康
(220-實際年齡) x 60 ~ 70 %	體重控制
(220-實際年齡) x 70 ~ 80 %	有氧訓練
(220-實際年齡) x 80 ~100 %	競賽訓練

03 體重控制

超過理想體重將增加罹癌的
會，體重必須控制在BMI18.
24之間，控制腰圍，掌握
健康。

備註：身體質量指數（BMI
=體重（公斤）/身高^2（公

政府提供的免費四癌

癌症種類	篩檢對
大腸癌	50-74
口腔癌	30歲以上菸或嚼檳民眾
乳癌	•45-69女性 •40-44具乳癌族史之危險族
子宮頸癌	30歲以上婦女

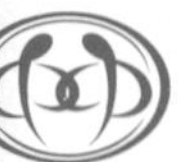

財團法人台灣癌症基金會
FORMOSA CANCER FOUNDATION
於1997年12月成立

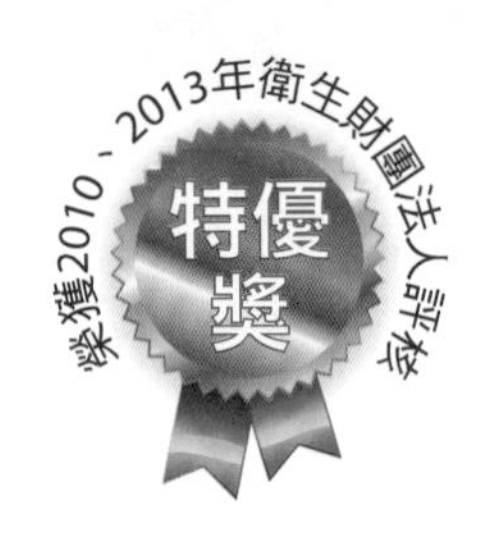

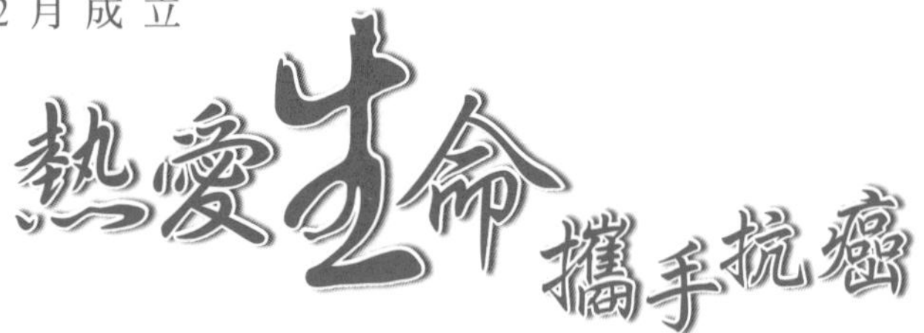

- ▶2003年 國際抗癌聯盟(UICC)正式會員組織
- ▶2007年 第七屆國家公益獎
- ▶2008年 榮獲美國農業部頒發「國際傑出服務獎」
- ▶2010年 榮獲聯合國經濟及社會理事會頒發「最佳策略合作夥伴獎」
- ▶2010、2013年 榮獲衛生財團法人評核特優獎
- ▶2015年 通過ISO9001：2008 癌友關懷服務品質管理系統認證

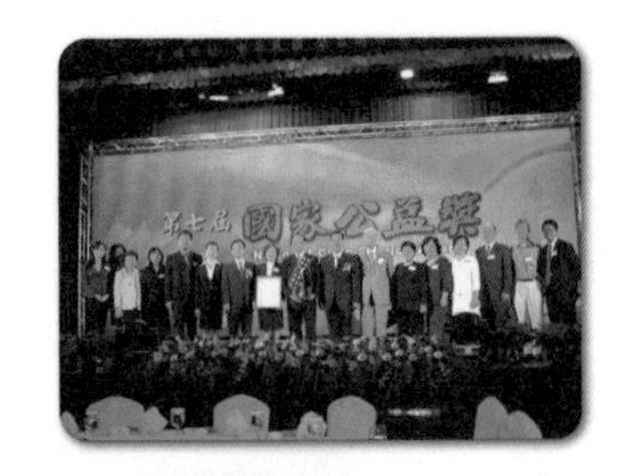

宗旨

推廣防癌觀念、降低癌症發生率與死亡率、促進國人健康品質、提升癌症治療水準、增進國際癌症防治經驗之交流、落實癌友關懷與服務、維護癌友權益。

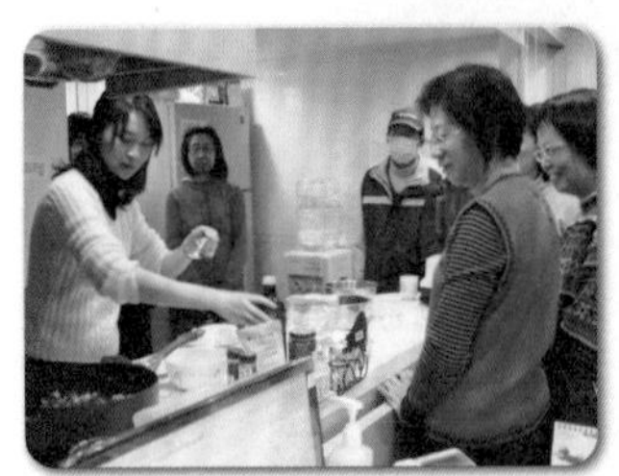

癌症防治宣導

生活防癌推廣 大眾防癌教育
主題癌症防治 癌症篩檢服務
編印文宣刊物 國際合作交流
癌症學術研究

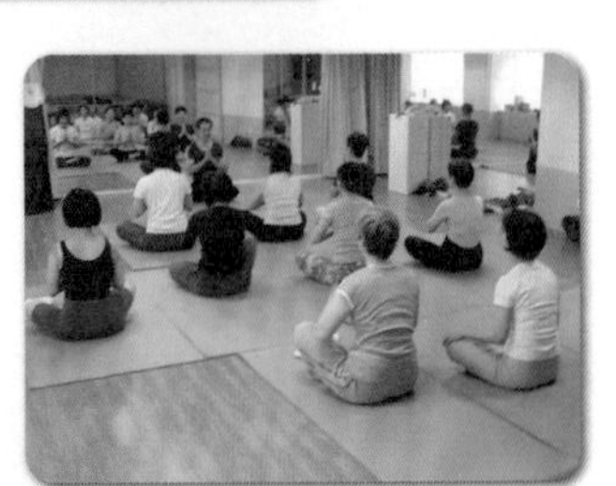

癌友關懷服務

身心靈康復課程 醫護專業諮詢
癌友營養指導 心理諮商服務
癌友支持團體 癌友探訪關懷
出版癌症刊物 圖書雜誌借閱
頭巾毛帽贈送 假髮租借
標靶藥物補助 癌症家庭子女獎學金
急難救助金補助 營養品補助

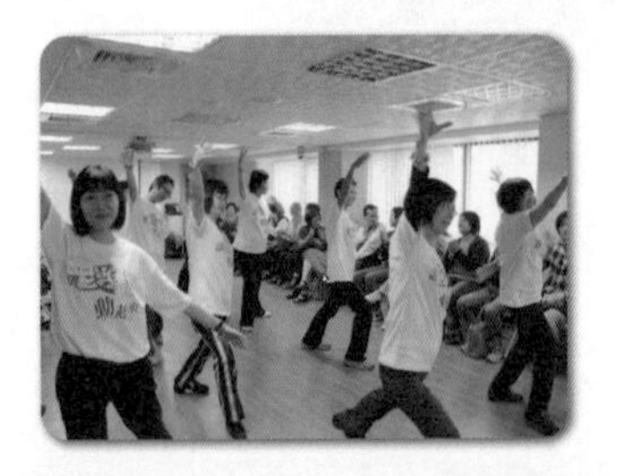

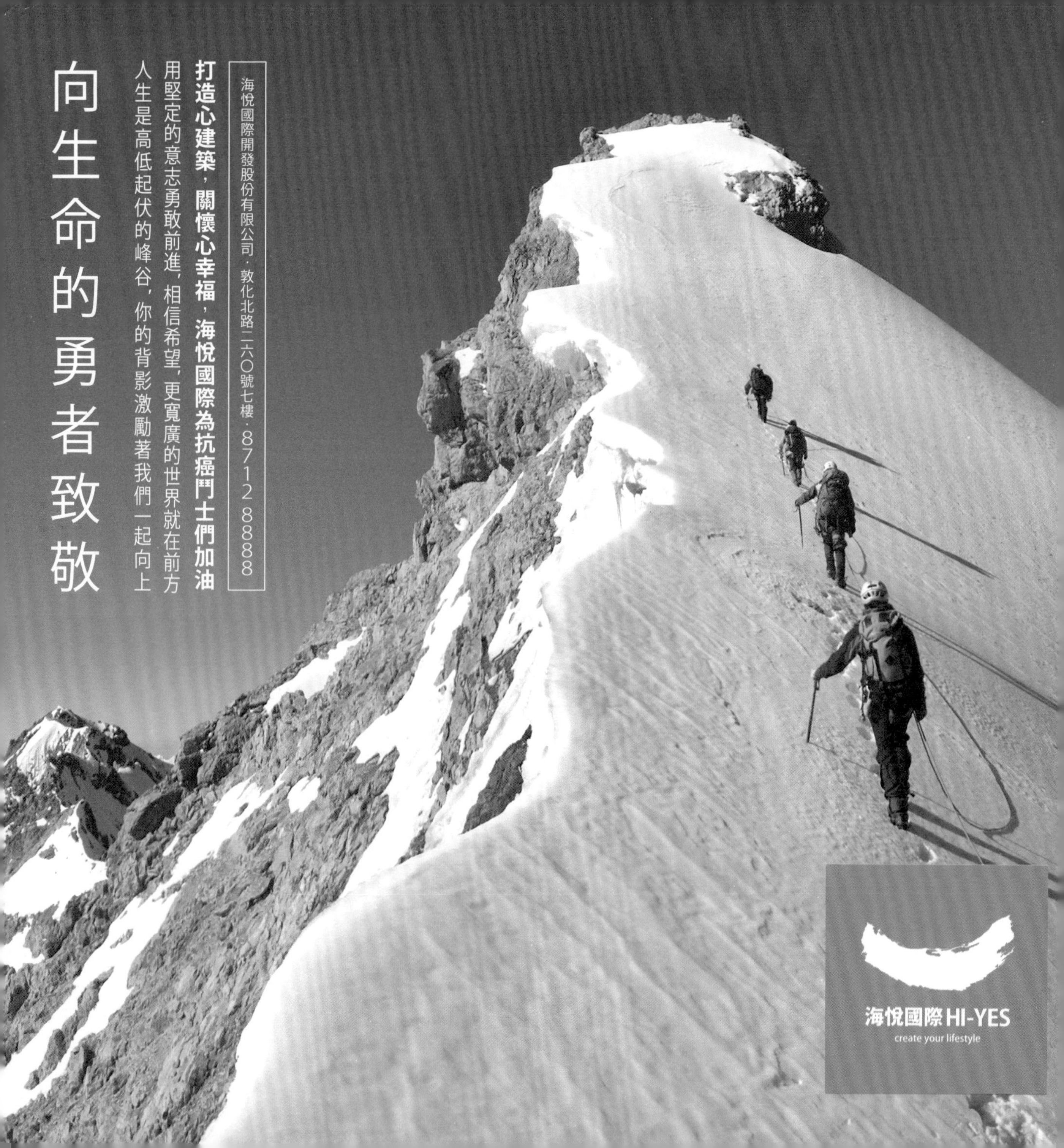

海悅國際開發股份有限公司．敦化北路二六〇號七樓．8712 8888
打造心建築，關懷心幸福，海悅國際為抗癌鬥士們加油
用堅定的意志勇敢前進，相信希望，更寬廣的世界就在前方
人生是高低起伏的峰谷，你的背影激勵著我們一起向上
向生命的勇者致敬
海悅國際HI-YES
create your lifestyle

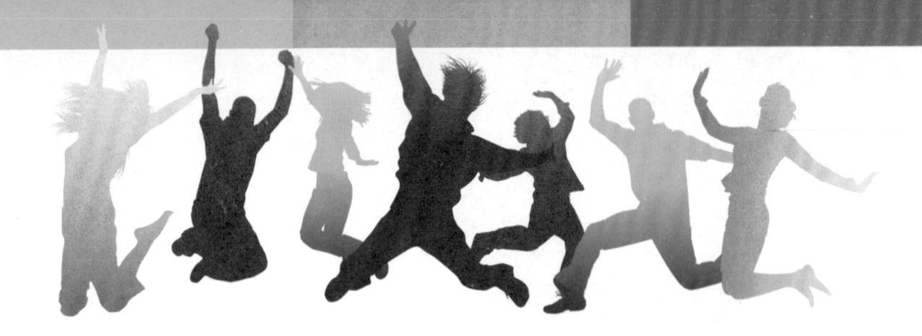

獎助學金暨學術研究

- 自 90 學年度至 97 學年度，共頒發八屆博士、碩士論文獎學金，獲獎人數 127 名。
- 於 93 年投注輔大經濟系「勇源國際貨幣實驗室」籌設經費，並持續投注實驗室運作經費。
- 自 95 年起，持續贊助國內 5 所大學大學生清寒生活補助金，目前共有 104 名學生獲得獎助。
- 自 98 學年度起，獎助成績優異之博士研究生，共有 14 名學生獲得獎助。
- 自 102 學年度起，獎助優秀之台大社科院碩士生至東京大學交換研修一年，目前共有 7 名學生獲得獎助。

社會關懷與急難救助

- 自 93 年起，持續與財團法人萬海航運社會福利慈善基金會合辦慈善音樂會。
- 自 94 年起，持續捐助澎湖縣國中小清寒兒童午餐經費。
- 自 96 年起持續贊助財團法人台灣癌症基金會『抗癌鬥士選拔』活動經費。亦長期支持兒童肝膽疾病防治基金會、育成社會福利基金會；並經常性的贊助罕見疾病基金會、唐氏症基金會、台灣乳房重建協會等。
- 自 99 年起，持續辦理「偏鄉學童暑期閱讀寫作活動」，並累計近 3 千人次學童參與。
- 自 100 年起，持續與中華民國腦性麻痺協會合辦地板滾球運動會。

社會、文化、藝術及體育推廣

- 自 93 年起，與臺灣芯福里情緒教育推廣協會合作，持續投入推展國小三到六年級學童的 EQ 教育；目前服務志工人數逾萬人，受惠學童人數已累計 25 萬名。
- 自 93 年起持續贊助由黃泰吉教練領軍的南投縣空手道隊之訓練經費。
- 自 96 年起與教育部中部辦公室、全國高級中學圖書館輔導團、博客來網路書店合作推展高中職青少年閱讀推廣計畫。
- 自 97 年起，持續邀請偏鄉學童暨弱勢團體免費觀賞國際級藝文展覽，並邀請孩童至五股準園生態農莊進行自然生態體驗；目前已累計邀請 2,300 人次觀展及 1,105 人次至準園生態莊園農體驗自然生態。
- 自 97 年起，持續贊助教育部數位學伴－偏鄉中小學遠距課業輔導計劃。
- 自 97 年起，長期贊助國內外優秀樂團，如亞洲青年管絃樂團、國家交響樂團、台灣純弦、台灣國樂團的演出。
- 自 99 年起，持續與印刻文學生活誌共同主辦「全國台灣文學營」。
- 自 101 年起，持續與聯合文學共同主辦「全國台灣文學巡禮」講座。
- 自 99 年起，持續贊助中華民國羽球協會推展羽球活動暨舉辦國際賽事，並長期支持國內優秀羽球選手在國際賽事為國爭光。

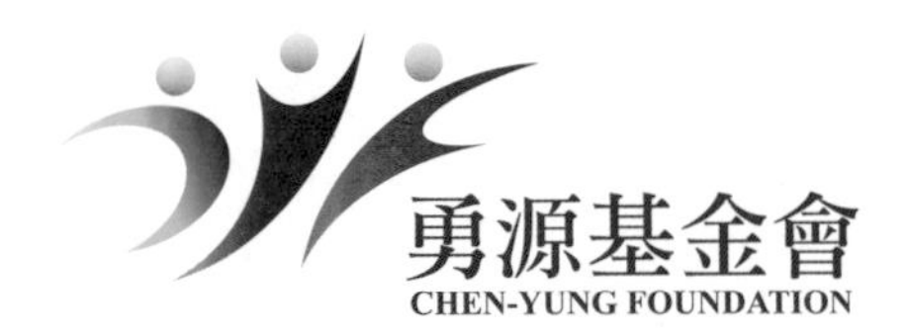

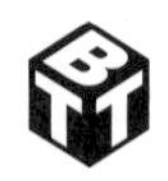

博思智庫股份有限公司
博思智庫粉絲團　Facebook.com/broadthinktank

GOAL 18

雲端處的曙光

抗癌勇者溫暖人心的生命故事

國家圖書館出版品預行編目資料

雲端處的曙光：抗癌勇者溫暖人心的生命故事 / 財團法人臺灣癌症基金會編著 . -- 第一版 . -- 臺北市：博思智庫 , 民 105.12
面；公分
ISBN 978-986-93947-0-3(平裝)
1. 癌症 2. 病人 3. 通俗作品

417.8　　105021102

發行單位　財團法人台灣癌症基金會
總召集人　彭汪嘉康
總 編 輯　賴基銘 | 蔡麗娟
專案企劃　閔芳駒 | 詹雅婷
專家協力　邱仲峯 | 邵幼雲 | 蘇玉珍
文字協力　林思宇 | 閔芳駒 | 鄭筱薇 | 游懿群
文字校對　蔡麗娟 | 閔芳駒 | 詹雅婷

編　　著　財團法人台灣癌症基金會
執行編輯　吳翔逸
專案編輯　胡　梭
美術設計　蔡雅芬
行銷策劃　李依芳

發 行 人　黃輝煌
社　　長　蕭艷秋
財務顧問　蕭聰傑
出 版 者　博思智庫股份有限公司
　　　　　財團法人台灣癌症基金會
地　　址　104 台北市中山區松江路 206 號 14 樓之 4
　　　　　105 台北市松山區南京東路五段 16 號 5 樓之 2
電　　話　(02) 25623277 | (02)87879907
傳　　真　(02) 25632892 | (02)87879222

總 代 理　聯合發行股份有限公司
電　　話　(02)29178022
傳　　真　(02)29156275
印　　製　永光彩色印刷股份有限公司

第一版第一刷　中華民國 105 年 12 月

定價 280 元　ISBN 978-986-93947-0-3　
◎本書部分經費由文化部、勞動部、衛生福利部社會及家庭署、客家委員會補助